知っておきたい
子宮頸がん診療ハンドブック

編著

今野 良

自治医科大学附属
さいたま医療センター産婦人科
教授

中外医学社

執筆者一覧 (執筆順)

今 野　　 良	自治医科大学附属さいたま医療センター産婦人科教授
佐 藤 信 二	S・Sレディースクリニック理事長
田 勢　　 亨	宮城県立がんセンター婦人科, 医療部長
林　　 由 梨	自治医科大学附属さいたま医療センター産婦人科
永 井　　 宏	向仁会永井産婦人科理事長
伊 藤 圭 子	有限会社仙台細胞診ラボラトリー代表取締役
東 岩 井　久	仙台市立病院名誉院長 / 細胞診指導医
河 野 哲 也	自治医科大学附属さいたま医療センター臨床検査部主任臨床検査技師
矢 嶋　　 聰	東北大学名誉教授
岩 成　　 治	島根県立中央病院母性小児診療部長
満 下 淳 地	自治医科大学附属さいたま医療センター産婦人科講師
Sharon J.B.Hanley	日本赤十字北海道看護大学准教授 北海道大学大学院医学研究科生殖内分泌・腫瘍学分野
小 澤 信 義	おざわ女性総合クリニック院長
浅 尾 有 紀	自治医科大学附属さいたま医療センター産婦人科
藤 原 寛 行	自治医科大学産婦人科准教授
鈴 木 光 明	自治医科大学産婦人科教授
根 津 幸 穂	自治医科大学附属さいたま医療センター産婦人科講師
河 村 裕 美	NPO法人 女性特有のガンのサポートグループ オレンジティ理事長
井 上 正 樹	金沢大学大学院医学系産婦人科教授

序

　古くより，子宮頸がんの死亡数を減少させるための努力は，主として頸がん患者個々に対する治療法の改善，つまり，手術術式や放射線療法の改善，工夫に注がれてきたが，20世紀後半になって，細胞診による検診，とくに行政による対策型の検診が導入されて，地域の頸がん死亡率の低下が明確に示されるようになった．さらに，今世紀に入って，HPVワクチンが開発され，これによって頸がんの発生そのものを予防する一次予防が可能となった．

　今や頸がんは，ワクチンによる一次予防と検診による二次予防の組合せによって，ほぼ完全に予防することができる新しい時代に入ったのである．現時点でこのような適確な予防法をもつがんは他にはない．われわれは今，頸がんの有効な予防手段を手にし，これをいかに展開していくかというエキサイティングなターニングポイントに立っているわけであるが，この展開のためには，これに関わる方々に，この予防法に関する正確な理解をもって頂くことが前提となる．しかしながら，現在わが国には，このような点の理解を深めるための適当な参考書となるべきものが未だない．

　この度，今野　良教授を中心とする自治医大さいたま医療センターのグループによって本書が編集された．「子宮頸がん診療ハンドブック」とされているが，著者の今野教授は新しい頸がん予防法のわが国におけるオピニオンリーダーの一人とされるだけに，この本では検診とワクチンという予防の部分に特に多くのページが割かれている．これから頸がんの予防に関わる方々にとって好個の参考書となろう．産婦人科医はもとより，他科の医師，看護師，養護教諭，自治体保健担当者をはじめとする行政，メディアの方々には目を通して頂きたいと思う本に仕上っていると思う．是非参考にして頂きたい．

　本文中には今野教授の先輩とされる婦人科腫瘍学のオーソリティの方々の含蓄に富んだコラムが掲載されている．これも内容はいずれも頸がん予防に焦点が合わされているが，楽しい読みものとなっている．

　本書が今後のわが国における頸がん予防法の道しるべとなることを期待している．

2012年3月

近畿大学名誉学長

野田　起一郎

本書について

　子宮頸癌ほど，検診（二次予防）とワクチン（一次予防）の重要性・有効性が確立されているがんは他にない．その礎にはHPVのウイルス学と免疫学，膨大な数の検診によって採集された細胞診と病理標本，CINの分子病理疫学的自然史解明，HPV検出のための様々な技術やキットの開発，ワクチン開発のための膨大な症例の臨床試験などがあった．

　子宮頸癌の知識を有する産婦人科医は，新たにウイルス学やワクチン学，免疫学を学ぶ必要がある．子宮頸癌前駆病変の最近の病理学の流れは，かつてのdysplasia/CIS分類から，CIN分類，そして，low-grade・high-grade分類へ移行しつつある．また，検診やワクチンは公的に行われる部分が多く，行政・財政の関連を考慮する必要がある．

　本書は，以上の背景を踏まえて，産婦人科臨床やプライマリケアに従事する医師，研修医，看護師，助産師，あるいは，自治体保健担当者や行政，そしてそれらの養成機関で勉強している方に読んでいただきたい子宮頸癌および前駆病変の臨床に纏わる事項について，教室員が分担して記した．章によっては解説的記述が長いところ，逆に，ポイントだけを記したところ，など体裁が統一されていない部分があるが，じっくり読んでいただきたいところと短時間に要点を押さえていただきたいところでそのようなばらつきが生じた．手術や化学療法，放射線治療などの詳細はいわゆる婦人科腫瘍専門医が取り扱う事項なので本書の範囲外とした．また，コラムとして，本文を補う知識，トピックス，要点，エッセイなどを，私がこれまでにご指導いただいた恩師・先輩方に執筆頂いた．

　私自身は，1988年から，子宮頸癌とその前駆病変におけるHPVの関わりについての研究にとりくみ，日本における細胞診の日母分類からベセスダシステムへの変更，HPV検査の導入，HPVワクチンの臨床応用など，その多くに携わってきた．子宮頸癌および前駆病変に関してこのような出版物は日本には少ないと思う．本書をお読みいただき，子宮頸がん臨床にご活用いただきたい．そして，子宮頸がんで苦しむ日本の女性たちが少しでも減ることを希望する．執筆にあたり多大なご尽力をいただいた先生方ならびに関係者に心から謝意を申し上げる．

　　　2012年　桜の季節に

自治医科大学附属さいたま医療センター産婦人科

今野　良

「癌」と「がん」について

一般に,「癌」は carcinoma（上皮性悪性腫瘍または癌腫）を指す.「がん」は悪性腫瘍 (malignant tumor または malignant neoplasm) の全体を指し,これには上皮性悪性腫瘍のほかに肉腫などの間質性腫瘍や悪性リンパ腫なども含まれる.したがって,病理学的用語として使用される場合の「癌」と,「がん」検診（すべての悪性腫瘍の発見をめざす）などと使用される場合では,漢字とひらがなで違う内容を意味している.また,新聞などでは原則として「がん」を使用している.本書では,上記のように「癌」と「がん」を使い分けるように努めたが,判断に苦慮した場合には「がん」を用いることとした.

目次

Chapter 1　HPV 感染と子宮頸癌　〈今野　良〉1
1. HPV と子宮頸癌 …………………………………………………………… 1
2. HPV 感染の自然史と発癌過程 …………………………………………… 2
3. HPV の生物学 ……………………………………………………………… 3

コラム ある論文との出会い ……………………………………〈佐藤信二〉6

Chapter 2　子宮頸癌と子宮頸部前駆病変　〈今野　良〉8
─概念と用語の発展・変遷─
1. 子宮頸部異形成と上皮内癌 ……………………………………………… 8
2. Cervical intraepithelial neoplasia (CIN) ……………………………… 8
3. Low-grade CIN …………………………………………………………… 9
4. High-grade CIN ………………………………………………………… 10
5. Adenocarcinoma *in situ* (AIS) ………………………………………… 11
6. 微小浸潤癌 ……………………………………………………………… 11

コラム 子宮頸部腺癌と HPV …………………………………〈田勢　亨〉13

Chapter 3　子宮頸がん検診　〈林　由梨〉15
1. 子宮頸がん検診と受診率 ……………………………………………… 15
   a) 日本の子宮頸がん検診の歴史 ……………………………………… 15
   b) 検診受診率—海外との比較 ………………………………………… 16
   c) 検診受診率向上の課題 ……………………………………………… 19
2. 子宮頸がん検診の精度 ………………………………………………… 20
   a) 細胞診 ………………………………………………………………… 20
   b) 子宮頸がん検診への HPV テストの導入 …………………………… 21
3. 将来的な具体的検診プログラムの提案 ……………………………… 22

コラム 子宮頸がん検診事始め ……………〈永井　宏　伊藤圭子　東岩井　久〉26
- 検診開始の時代背景 ……………………………………………………… 26
- 検診の思い出 ……………………………………………………………… 26

Chapter 4　細胞診　〈河野哲也〉28

コラム　細胞採取─その単純な医療行為─……………………〈矢嶋　聰〉41

Chapter 5　HPV 検査　〈林　由梨　今野　良〉42

1. HPV 検査とは……………………………………………………………… 42
    a) HPV DNA キアゲン HC II®の特徴………………………………… 43
    b) アンプリコア® HPV の特徴………………………………………… 44
    c) HPV ジェノタイピング（クリニチップ® HPV）の特徴……… 44
2. HPV 検査の臨床応用……………………………………………………… 44
    a) 細胞診 ASC-US に対する HPV テストによるトリアージ………… 44
    b) 一次検診における細胞診と HPV テスト併用……………………… 45
    c) 一次検診における HPV テスト単独使用，
       その後に細胞診でトリアージ……………………………………… 50
    d) CIN 3 治療（円錐切除）後の HPV DNA 検査…………………… 51
3. HPV 検査による社会的心理反応………………………………………… 52

コラム　細胞診・HPV 検査併用検診………………………………〈岩成　治〉54
コラム　最新版　米国における子宮頸がん検診の勧告…………〈今野　良〉56

Chapter 6　コルポスコピー，生検　〈満下淳地〉58

1. 適応………………………………………………………………………… 58
2. 必要な器具………………………………………………………………… 58
3. 手順………………………………………………………………………… 59
    a) 腟鏡の固定…………………………………………………………… 59
    b) 子宮腟部の観察……………………………………………………… 59
    c) 酢酸処理……………………………………………………………… 59
    d) コルポスコープの操作……………………………………………… 59
    e) 狙い生検……………………………………………………………… 59
    f) 止血操作……………………………………………………………… 60
4. コルポスコープによる squamo-columnar junction（SCJ）と
   扁平上皮化生の観察……………………………………………………… 60
5. コルポスコピー所見分類………………………………………………… 61
6. コルポスコピーにおける異常所見……………………………………… 61
7. コルポスコピー所見記載の方法………………………………………… 64

コラム　イギリスの子宮頸がん撲滅への取り組み………〈Sharon J. B. Hanley〉65

Chapter 7 CIN および AIS の管理 〈今野 良〉67

1. CIN 1 の管理 ……………………………………………………………… 67
   - a) CIN 1 に先行する細胞診が ASC-US，ASC-H，LSIL だった場合 …… 68
   - b) CIN 1 に先行する細胞診が HSIL または AGC だった場合 ……… 68
   - c) 20 歳以下の CIN 1 ……………………………………………… 69
2. CIN 2 の管理 ……………………………………………………………… 70
3. CIN 3 の管理 ……………………………………………………………… 70
4. 妊婦の CIN の管理 ………………………………………………………… 71
5. AIS の管理 ………………………………………………………………… 71
6. CIN 治療後の管理 ………………………………………………………… 72

コラム 【重要ポイント】 ベセスダシステムに基づく子宮頸がん検診のながれ
〈小澤信義〉73
- 子宮頸がん検診のながれ ……………………………………………… 73
- 細胞診，組織診の結果とその後の方針 ……………………………… 74

Chapter 8 CIN の治療 〈満下淳地〉75

1. CIN 治療の方法 …………………………………………………………… 75
2. 治療の適応 ………………………………………………………………… 76
   - a) Ablative technique（凍結療法，CO_2 レーザー蒸散）の適応 …… 76
   - b) Excisional technique（LEEP，コールドナイフによる円錐切除）の適応 ………………………………………………………………… 76
3. 凍結療法の実際 …………………………………………………………… 76
4. LEEP の実際 ……………………………………………………………… 80
5. コールドナイフによる子宮頸部円錐切除術の実際 …………………… 83

コラム CIN 患者と不妊治療 ─ HPV 感染予防 ……………………〈今野 良〉86
コラム 要注意！ CIN 治療で頸部を取りすぎてはいけない
─ CIN 治療が周産期合併症に及ぼす影響─ ………〈今野 良〉87

Chapter 9 子宮頸癌の診断 〈浅尾有紀〉91

1. 病理診断 …………………………………………………………………… 91
   - a) 細胞診 ……………………………………………………………… 91
   - b) 組織診 ……………………………………………………………… 91
   - c) 円錐切除術による病理診断 ……………………………………… 92
   - d) 組織型について …………………………………………………… 93
2. 進行期診断 ………………………………………………………………… 93
   - a) Ia 期子宮頸癌の診断 ……………………………………………… 93

　　　　　　b）Ib 期以上の子宮頸癌の診断 ································· 93
　　　3．補助診断 ·· 95
コラム　妊婦の子宮頸がん検診 ························〈藤原寛行　鈴木光明〉98

Chapter 10　子宮頸がんの治療　〈根津幸穂〉100

　　1．扁平上皮癌の治療 ·· 100
　　　　a）旧分類上皮内癌──CIN 3 の治療 ······································ 100
　　　　b）Ia 期の治療 ·· 100
　　　　c）Ib1，IIa1 期の治療（4cm 以内） ····································· 101
　　　　d）Ib2 期および IIa2 期（4cm を超える），
　　　　　　局所的進行癌（IIb〜IVa 期）の治療 ································· 101
　　2．腺癌の治療 ·· 102
　　　　a）上皮内腺癌の治療 ·· 102
　　　　b）Ia 期の治療 ·· 102
　　　　c）浸潤腺癌の治療 ·· 102
　　3．治療法について ··· 103
　　　　a）手術療法 ·· 103
　　　　b）根治的放射線療法 ·· 104
　　　　c）化学放射線同時併用療法 ··· 105
　　　　d）術後補助療法について ·· 105
　　　　e）術前化学療法（NAC）後の広汎子宮全摘術および術後化学療法 ··· 106
　　　　f）IVb 期，再発癌の治療 ··· 106
　　　　g）神経内分泌腫瘍の治療 ·· 107
　　4．妊娠中の子宮頸癌の治療 ·· 107
　　　　a）上皮内癌 ·· 107
　　　　b）浸潤癌における妊孕性温存術式 ······································· 108
コラム　患者を地域で支える体験者の力 ························〈河村裕美〉110

Chapter 11　HPV ワクチン（子宮頸癌予防ワクチン）
〈林　由梨　今野　良〉112

　　1．HPV ワクチン ··· 112
　　2．2 価 HPV ワクチンと 4 価 HPV ワクチン ································· 113
コラム　思春期女子への HPV ワクチン接種率を高める方法 ········〈今野　良〉114
　　3．HPV ワクチンの最も推奨される接種対象　11〜14 歳 ················· 116
　　4．15 歳以上の女子および女性に対する接種 ································· 117
　　5．HPV ワクチン接種の実際 ··· 118

コラム	HPV ワクチンはなぜ，筋肉内接種なのか？
	激痛が失神を引き起こすのか？ 〈今野　良〉119
	6．HPV ワクチン接種の副反応 120
	7．HPV ワクチン接種後の子宮頸がん検診 121
	8．2 種類の HPV ワクチン，どちらを選ぶか？ 121
コラム	思春期以降の女性・成人女性への HPV ワクチン接種について
	〈今野　良〉123
コラム	コッホの 4 原則 〈井上正樹〉126

　索引 127

HPV 感染と子宮頸癌

はじめに

HPV（human papillomavirus）感染の多くは無症候，あるいは，自然に消退するものであるが，子宮頸部に持続感染した場合に子宮頸がんを引き起こす[1,2]．また，HPV は子宮頸癌の他に，肛門癌，性器癌，頭頸部癌，性器ならびに喉頭の疣贅を男女ともに引き起こす．ほぼ全ての子宮頸癌への発生にハイリスク HPV の子宮頸部感染が必須であることが広く認められるようになり，子宮頸癌の成り立ちの理解には大きな変化がみられている[3]．また，これまでの子宮頸がん予防は二次予防である検診によって行われてきたが，HPV 感染を予防するワクチンが登場し，一次予防が現実のものとなった．

1 HPV と子宮頸癌

HPV は上皮（皮膚および粘膜）に感染する DNA ウイルスである．現在，HPV には 100 以上の型があるが，これは発見順に番号がつけられている[4]．発生学的な系統樹を図 1 に示す．性器粘膜に感染する HPV は，癌との関連の程度に従って「ハイリスク」と「ローリスク」に分けられている[6]．13 種あるいは 15 種のハイリスク型 HPV が子宮頸癌やその他の性器肛門癌の発がん因子になる[7,8]．ハイリスク型に分類されるのは 16，18，31，33，35，39，45，51，52，56，58，59，68，69，73 および 82 型で，軽度および高度の子宮頸部ならびに性器肛門癌前

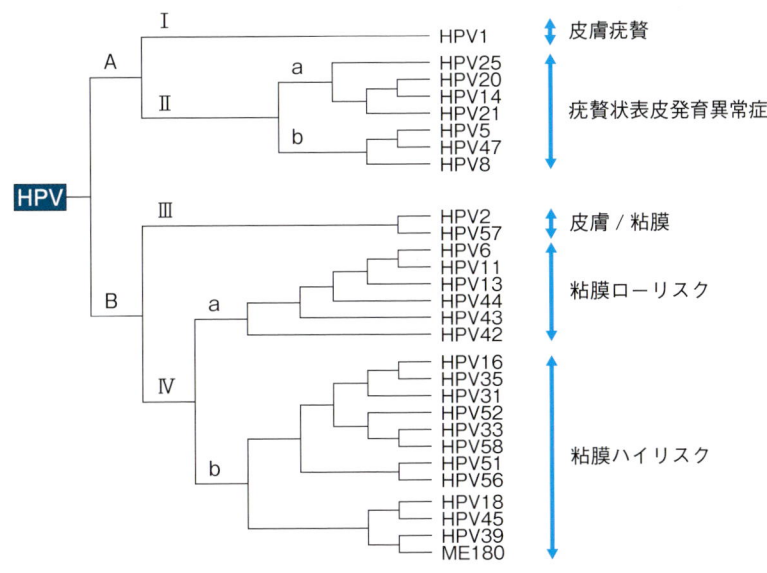

図1 HPV の発生系統樹

駆病変を引き起こし，その一部が癌に至る．疫学的・ウイルス学的な研究に基づくと，ハイリスクHPVが原因となるのは子宮頸癌症例のほぼ100％，肛門癌症例の約90％，外陰，腟，陰茎癌の50％と見積もられている．また，最低でも咽頭癌の12％，口腔癌の3％，中咽頭癌の30〜60％もHPVによるものである[9]．子宮頸癌に最も関与の強いHPVが16型と18型である．世界中の子宮頸癌，上皮内癌，上皮内腺癌の約70％が16型および18型によるものである．また，CIN（cervical intraepithelial neoplasia）2の約50％の原因になっている．そして，頻度の高い上位8つの型（HPV16, 18, 45, 31, 33, 52, 58, 35）が子宮頸癌症例のおよそ90％を占めている[10]．HPV16および18以外の型の頻度は高くなく，いずれも5％以下である．これらの8タイプは世界のいずれの地域においても同様の傾向である．

一方，ローリスク型HPV（6型や11型など）の感染では，良性または軽度の子宮頸部細胞変化，性器疣贅，再発性呼吸器乳頭腫などが生じることがある．ローリスク型HPVが癌を引き起こすことは非常に稀である．

2 HPV感染の自然史と発癌過程

大多数のHPV感染は一過性で症状を伴わず，臨床的な問題には至らない．新規HPV感染の70％が1年以内に消失し，約90％が2年以内に消失する[11]．HPV感染は最初，上皮の基底細胞層のみに感染する．ほとんどの子宮頸部におけるHPV感染は無症候性で，治療することなしに自然に消退する．新規感染の持続期間中央値は8カ月である．HPVは感染しやすく，ほとんどの男性および女性が生涯のうちに感染するありふれたものである．とくに，感染のリスクは性行動を始めた後の思春期から成人若年期に最も多いが[12, 13]，その多くが消失することが重要である．12カ月を超える持続感染は，がんのリスクが増加する．子宮頸癌前駆病変および浸潤子宮頸癌の危険因子で最も重要なのはハイリスク型HPVの持続感染である[14]．感染の持続および前癌病変への進行のリスクはHPVの型によって異なり，HPV16型は他のハイリスク型HPVに比べて発癌性が高い[15]．HPVへの初回感染から子宮頸癌発生までの期間は，通常，数年〜数十年である．

HPVはほとんどが性行為で感染するが，感染には必ずしもpenetrative sexが必要なわけではない．皮膚（あるいは粘膜）と皮膚（たとえば，陰茎と外陰の接触）でも感染することが知られている．HPV感染の後に子宮頸癌まで進行するための関連因子には免疫学的因子のほかに，多産，早い初産，喫煙なども加えられている[16]．しかし，これらは必ずしも強固な因果関係はもっておらず，HPV感染のみがほとんどの子宮頸癌にとって唯一の必要条件である．HIV感染もHPV感染のリスクファクターであり，HIV感染者はHPV関連の子宮頸癌や肛門癌に罹患するリスクが増加する．

HPV感染とsexual partnerの関係の検討では，生涯に複数のpartnerをもつ女性は，1人のpartnerしかもたなかった女性に比べて，HPV感染の頻度が高いが，必ずしも子宮頸癌に進行するとは限らない．HPV感染から子宮頸癌に進行する頻度は1/100〜1000程度であり，HPV感染とコンドーム使用についての検討では，コンドームを使用する人々にHPV感染が低くなると

いう結論は得られていない．

　男性におけるHPVに関する疫学的な研究は女性におけるものより非常に少ない．その主な理由は，男性においては子宮頸がん検診のようながんの自然史を探るためのデータが乏しいからである．男性同性愛者においては，HPV関連肛門癌の増加がみられている．また，最近，欧米においてHPV関連頭頸部癌の増加が報告されているが女性より男性が多い．

3　HPVの生物学

　HPVは，エンベロープをもたない二本鎖DNAウイルスで，パピローマウイルス科に属する．HPV型はゲノムの特定領域のヌクレオチド配列に基づいて割り当てられる．いずれの型のHPVも，主要カプシド蛋白L1と微量カプシド蛋白L2からなるカプシド殻の内部に8 kbの環状ゲノムをもつ（図2）．これらの構造遺伝子（L1およびL2）以外にも，ゲノムは，ウイルスの転写・複製を可能にして宿主ゲノムと相互に作用するいくつかの初期遺伝子（E1，E2，E4，E5，E6およびE7）をコードしている（図3）．ハイリスク型HPVのE6遺伝子およびE7遺伝子には不死化機能と形質転換機能が備わっている．ハイリスク型HPVのE6およびE7蛋白は，主要ながん蛋白であり，細胞周期調節因子を操作して染色体異常を誘発し，アポトーシスを阻害する．

　子宮頸部の扁平–円柱上皮境界領域にある予備細胞は幹細胞としてmulti-potentialな機能を有しており，これを起源として化生細胞を経て扁平上皮にも円柱上皮にも分化することが古くから提唱され定説となっている．HPVの発癌メカニズムはその定説に新たな知見を積み重ね，従来のpathogenesisを裏打ちした．性行為や他の非特異的な原因による非常に微細な上皮の損傷部位からHPVが予備細胞または基底細胞に感染する．多くの細胞においては変化をきたさないまま細胞性免疫によってHPVが除去される．一方，一部のHPV感染細胞においては宿主細胞が基底細胞から傍基底細胞，中層細胞，表層細胞と分化するに従い，HPVの特異的遺伝子領域が発現する．すなわち，基底細胞から中層細胞まではE6およびE7といわれる初期遺伝子領域が増幅され，表層細胞ではL1およびL2の後期遺伝子領域が発現する．E6およびE7は癌遺伝子

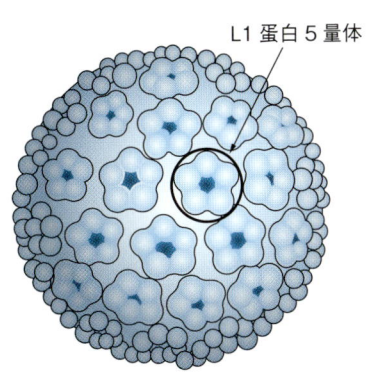 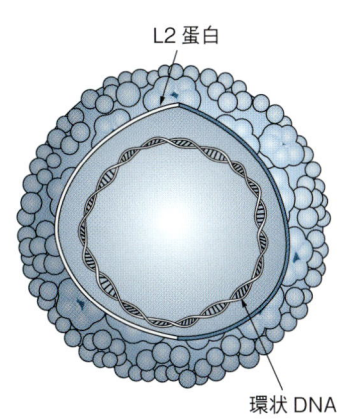

図2 HPVの構造遺伝子とカプシド蛋白

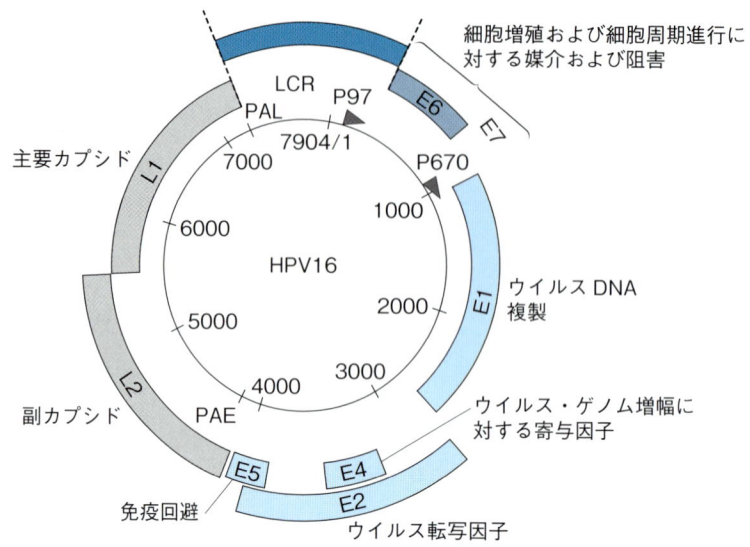

図3 HPVの遺伝子構造

としての性格を有し，それぞれ，癌抑制遺伝子p53およびRbの発現蛋白に結合しその機能を不活化する．また，テロメラーゼの機能を賦活化する．その結果，HPV感染細胞では癌化への契機となる変異遺伝子を有する細胞をみつけ，修復し，あるいは不死化する機能が損なわれるので，「ブレーキ」の壊れた細胞が増殖の道を暴走することになる．L1およびL2遺伝子はHPVの蛋白質の殻をコードしている．金平糖のような形態をとるHPVの表面蛋白質をL1が，凹みの部分の蛋白質をL2が発現している．これらL1・L2遺伝子の発現によりウイルス粒子は完成し，子宮頸部表層細胞でHPVは次の感染機会を待つこととなる．

　HPVの子宮頸部病変細胞内の存在様式には2つの種類がある．すなわち，上記のようなHPVの感染からウイルス粒子感染までのいわゆる「感染」の様式をとる「episomal」と，ヒトの遺伝子の中に「組み込み」が行われた様式の「integrated」である．前者はHPVの「一過性感染」であり，ウイルスはヒト細胞核内で自身の遺伝子フルサイズをコピーし，自己の遺伝子の種の保存と複製をはかるが，いずれヒト細胞から除去される．一方，後者では5〜10年以上の長期間の「持続感染」を経て形態変化をきたした異型細胞は高度異形成から上皮内癌，浸潤癌に進行する．この場合は，HPVの遺伝子は核内にフルサイズでは存在しておらず，前述のE6，E7のみがフラグメントとして存在し，癌遺伝子としての機能を発揮している．しかし，HPVのウイルスとしての自己複製はできず，もはやヒト癌細胞の中で断片が存在するのみである．

　HPV感染はcytolyticではなく，局所の炎症も引き起こさないので免疫反応に大きな影響を与えない．HPVの自然感染では50〜60%の女性だけが抗体価の上昇があるにすぎず，その程度も低い．自然感染後の，抗体産生が十分でなく，同じHPV型への感染も起こると考えられている．

文献

1) zur Hausen H. Papillomaviruses in human cancer. Appl Pathol. 1987;5:19-24.
2) Walboomers JM, Jacobs MV, Manos MM, et al. Human papillomavirus is a necessary cause of invasive cervical cancer worldwide. J Pathol. 1999;189:12-9.
3) Solomon D, Davey D, Kurman R, et al. Forum Group Members; Bethesda 2001 Workshop. The 2001 Bethesda System: terminology for reporting results of cervical cytology. JAMA. 2002;287: 2114-9.
4) de Villiers EM. Papillomavirus and HPV typing. Clin Dermatol. 1997;15:199-206.
5) International Agency for Research on Cancer. Human papillomaviruses. Lyon; 2006（IARC Monographs on the Evaluation of Carcinogenic Risks to Humans, Volume 90）.
6) Munoz N, Bosch FX, De Sanjose S, et al. Epidemiologic classification of human papillomavirus types associated with cervical cancer. N Engl J Med. 2003;348:518-27.
7) NIH Consensus Statement. Cervical cancer. NIH Consens Statement. 1996; 14:1-38.
8) World Health Organization. IARC monograph on the evaluation of carcinogenic risks to humans: human papillomaviruses.1995. Lyons, France, IARC; 2000.
9) Parkin DM, Bray F. The burden of HPV-related cancers. Vaccine. 2006;24(Suppl 3): S11-S25.
10) Clifford G, Franceschi S, Diaz M, et al. HPV type-distribution in women with and without cervical neoplastic diseases. Vaccine. 2006;24(Suppl 3): S26-S34.
11) Franco EL, Villa LL, Sobrinho JP, et al. Epidemiology of acquisition and clearance of cervical human papillomavirus infection in women from a high-risk area for cervical cancer. J Infect Dis. 1999;180:1415-23.
12) Castle PE, Schiffman M, Herrero R, et al. A prospective study of age trends in cervical human papillomavirus acquisition and persistence in Guanacaste, Costa Rica. J Infect Dis. 2005;191:1808-16.
13) Kjaer SK, Chackerian B, van den Brule AJ, et al. High-risk human papillomavirus is sexually transmitted: evidence from a follow-up study of virgins starting sexual activity（intercourse）. Cancer Epidemiol Biomarkers Prev. 2001;10:101-6.
14) Schiffman M, Kjaer SK. Natural history of anogenital human papillomavirus infection and neoplasia. J Natl Cancer Inst Monogr. 2003;31:14-9.
15) Moscicki AB, Schiffman M, Kjaer S, et al. Updating the natural history of HPV and anogenital cancer. Vaccine. 2006;24:S42-S51.
16) Castellsague X, Munoz N. Cofactors in human papillomavirus carcinogenesis-role of parity, oral contraceptives, and tobacco smoking. J Natl Cancer Inst Monogr. 2003;31:20-8.
17) Stanley M. Immune responses to human papillomavirus. Vaccine. 2006;24(Suppl 1): S16-S22.

〈今野　良〉

 ## ある論文との出会い

　1977年，私はまだ研修2年目の新米医師として，岩手県の某県立病院に勤務していた．そこに，60代の女性が右外陰部の腫瘤を訴えて来院した．巨大な尖圭コンジローマと診断したものの，年齢を考慮し，悪性の可能性もあると考え，病理組織診断の結果を待った．悪性との診断（外陰がん）だった．しかし，念のためにと，別の検査センターに標本を送った．こんどは，必ずしも悪性とはいえない（良性としてもよい）との報告がきた．私は病理診断というものは，すべてがクリアカットに良悪性が鑑別できるわけではなく，あくまでも経験則によるものであり，鏡検者によって診断が異なることがある，ということを初めて知った．文献を検索した．日本の論文では，自然分娩を不能に至らしめた巨大尖圭コンジローマの1例とかの症例報告が多かった．また外陰や子宮頸部の扁平上皮癌のvariantとして，いわゆるverrucous carcinoma（疣状癌）という疾患があり，これはBuschke-Lowenstein giant condylomaと同義語であること，類縁疾患としてwarty（condylomatous）carcinomaなる疾患もあり，良性のcondylomaも含めて識別診断が難しいことも知った．本症例は病理学者泣かせの疾患だったのである．

　そして，一編の論文に目がとまった[1]．zur Hausen博士のたった一頁の論文だった．当時，子宮頸癌はその疫学的背景から何らかのウイルスが原因であることは想定されていたが，その主流はヘルペス（HSV: herpes simplex virus）と考えられていたし，わが国でもそうだった（と思う）．博士は本論文の中で，HSV研究者の業績に敬意を払いつつも，尖圭コンジローマとヒト生殖器癌は疫学的背景が似ていること，両者間にmalignant transition（悪性転化）が起こっていることなどから，パピローマ（HPV: human papillomavirus）が原因ウイルスである可能性について論じていた．

　その後（1984年），機会を得て，アメリカに留学した．その時はもはや世界中の子宮頸癌研究者が，HPVとの関連を証明しようと競っていて，研究室はどこも活気にあふれ，それこそ毎日のように新知見が発見・発表されていた．実はその前年，zur Hausen博士らが子宮頸癌の組織からHPV DNAを同定していたのだった．博士の長年の執念が実った瞬間だった．私も子宮頸部前癌病変とHPVとの関連を病理学，電子顕微鏡，免疫組織化学，分子生物学の各方法論で明らかにしようとする仕事を与えられたが[2]，当時のあの熱気の中にほんの一瞬でも身をおけたことを幸せに思う．

　時は流れ，博士は長年の子宮頸癌とHPVの研究が認められ，2008年，ノーベル医学・生理学賞を受賞された．まさにご同慶の至りである．ちなみに私が経験した患者さんであるが，右外陰切除術が施行され，少なくとも数年間は，再発をみなかった．おそらく良性だったのであろう．

■ 文献

1) zur Hausen H. Condyloma acuminatum and human genital cancer. Cancer Res.1976 ; 36（2. Part 2): 794.
2) Sato S , Okagaki T, Ostrow RS, et al. Sensitivity of koilocytosis, immunohistochemistry and electon microscopy as compared to DNA hybridization in detecting human papilloma virus in cervical and vaginal condyloma and intraepithelial neoplasia. Int J Gynecol Pathol.1986; 5: 297-307.

〈佐藤　信二〉

子宮頸癌と子宮頸部前駆病変
―概念と用語の発展・変遷―

1 子宮頸部異形成と上皮内癌

　1888年，Williamらによって，後に「上皮内癌」carcinoma in situ および前駆病変とよばれる病変が子宮頸部扁平上皮癌の端に発生することが認識された．Reaganらは，これらのうち，異型細胞が存在するが上皮全体に及んでいないものに対して「異形成」dysplasia という用語を導入した．異形成はさらに，軽度，中等度，高度に分類された．これは，異形成が高度であるほど上皮内癌や浸潤癌に近い性格をもつという推定に基づいていた．一般的に臨床医にとって，上皮内癌は真の癌の前駆病変であると認識され子宮全摘術によって治療され，異形成は円錐切除術によって治療されるか治療なしに経過観察されていた．

2 Cervical intraepithelial neoplasia（CIN）

　臨床経験が積み重なるにつれて，異形成および上皮内癌の診断の際に，観察者内あるいは観察者間に再現性が著しく乏しいことが明らかになった．すなわち，診断のばらつきが非常に大きいことである．ことに，病理学者にとっては，高度異形成と上皮内癌を区別することが困難であり，臨床医にとっても，異形成-上皮内癌（dysplasia-carcinoma in situ）分類システムに基づいて治療原則を決めることに，だんだん懐疑的になってきた．この観点で1960年代後半から，多くの病理学的および臨床的研究が行われた．そして，どうしても高度異形成と上皮内癌は区別できないことが明らかになった[1]．これらの観察は，cervical intraepithelial neoplasia（CIN）という用語をターミノロジーとして導入することとなり，子宮頸癌の発癌機構を考えるうえで大きな役割をはたすことになった．

　CINターミノロジーの背景には，軽度異形成の発生から浸潤癌に至る連続的経過には中間の上皮内病変を経由して進行するという考え方があった．この新しいターミノロジーのインパクトは，推定された病変はその大きさと位置に基づいて治療されるべきであるというものであった．CIN 1において腫瘍性基底様細胞は上皮の下1/3を占め（従来の軽度異形成），CIN 2においては腫瘍性基底様細胞および核分裂像が上皮の下2/3を占め（従来の中等度異形成），CIN 3においては腫瘍性基底様細胞および核分裂像が上皮の全層を通してみられる．CIN 3は高度異形成と上皮内癌を含み，子宮全摘術ではなく，外来管理と妊孕性を温存する保存的治療が強調されるようになった[1]．

　ほとんどの子宮頸癌の発生にとって，HPV感染は十分条件ではないが，必要条件である．すべての子宮頸癌の約80％が扁平上皮癌で，残りが腺癌である．HPV 16型および18型は扁平上皮癌の約68％および腺癌の83％を占めている．HPV感染は通常，無症候性であるが，子宮頸

表 1 Natural history of SIL (squamous intraepithelial lesion)

Baseline cytological abnormality	Regression to normal at 24 months	Progression to HSIL at 24 months	Progression to invasive cancer at 24 months
ASC-US	68.2%	7.1%	0.3%
LSIL	47.4%	20.8%	0.2%
HSIL	35.0%	23.4% (persistence)	1.4%

ASC-US: atypical squamous cells of undetermined significance
LSIL: low-grade SIL
HSIL: high-grade SIL

部に感染すると組織学的変化が生じることがあり，この場合は，扁平上皮系では CIN に，腺系では AIS（adenocarcinoma in situ）に分類される．無治療での自然消失率や癌への進行は，CIN 1, CIN 2 および CIN 3 で異なる．CIN 1 は大抵の場合が自然に消失し，癌に進行することは 1％程度にすぎない．CIN 2 および 3 の無治療で癌へ進行する確率はこれよりも高く，8～23％である[2]．悪性度の高い病変であるほど，HPV 16 型および 18 型の検出率が高い．細胞診検査結果に基づく 2 年間での退行，存続，進行の割合を表 1 に示す[3]．

　分子生物学的なデータが蓄積するにつれて，子宮頸部病変は HPV 感染関連の因果関係に基づけば，3 つのカテゴリーに分けるより，2 つのカテゴリーに分けるほうがよいことが明白になった[4]．軽度異形成，CIN1 に相当するものを HPV 感染による結果と考え，low-grade CIN（軽度病変）として一括した．また，より異型がある細胞を含む CIN 2 および CIN 3 は真のがんの前駆病変で治療が必要なものと考えられ，high-grade CIN（高度病変）と一括された．Low-grade CIN（軽度病変）と high-grade CIN（高度病変）の鑑別は，細胞異型と異常核分裂の有無によって判断される．この考え方は，細胞診におけるベセスダシステムに反映されている．

　1990 年代以降，high-grade CIN（高度病変）は，low-grade CIN（軽度病変）から発生するのか，de novo で発生するのかという疑問が起きた．現在では，CIN 3 は，CIN 1 または CIN 2 の結果として発生するものと，明らかな CIN 1 または CIN 2 を作らずにハイリスク HPV 感染から直接発生するもの両者がある，という考え方が一般的になった[5,6]．

3 Low-grade CIN

　HPV を含んでいるコンジローマと CIN 1 を形態学的に鑑別することは可能であるといわれていた．しかし，その後の研究で，コンジローマと CIN における HPV 型は形態学的に鑑別できないことがわかった．それは，共通の形態学的特徴がないこと，観察者内および観察者間内で鑑別診断の再現性が著しく低いことによる．さらに，核 DNA 量や diploid/polyploid 分布パターンに違いがなかった．それゆえ，コンジローマと low-grade CIN を分けることは不可能であると考えられるようになった．

　定義では，low-grade CIN は高分化で異常な細胞をもち，繰り返される HPV 感染による細胞学的な変化をもつものとされる．ウイルス感染による産物の結果であり，真の癌の前駆病変とは

考えられていない．Low-grade CIN は性器肛門に感染する様々な HPV によって発生する（ローリスク，ハイリスクの別を問わない）．HPV は基底細胞に感染し，ウイルス複製を繰り返す能力をもつので非常に多くのウイルスコピー数を産生する．しかし，この生産的な段階は，細胞回転から逸脱した核分裂後の分化した傍基底細胞以後に限定される．HPV 感染は，ウイルスゲノムの複製，初期遺伝子領域の合成，後期遺伝子領域の合成，HPV ゲノムの完成，上皮細胞の分化と剥離に伴うウイルスビリオンの放出が，感染上皮の各段階においてみられる．

多くの low-grade CIN は，上皮の肥厚と棘化，多くの乳頭腫形成を伴っている．基底細胞および傍基底細胞は，わずかしか細胞異型を呈さず，一定の傾向をもって配列し大きな乱れを生じていない．HPV 感染による特徴的な細胞学的変化は，2 核，核周囲明庭，細胞質の肥厚であり，最も重要なのは核異型である．E4 でコードされた初期遺伝子領域蛋白質は扁平上皮細胞において，サイトケラチン蛋白質に特異的に結合するサイトケラチンマトリックスを崩壊させ，特徴的な核周囲明庭を引き起こす[7]．これが，HPV 感染産物の特徴的な姿であり，核異型と核周囲明庭の組み合わせが，コイロサイトーシスあるいは koilocytotic atypia [8] とよばれるものに相当する．コイロサイトーシス細胞は，子宮頸部，腟，外陰の粘膜における共通した HPV 感染産物の特徴である．しかし，核周囲明庭は，HPV 以外の感染や細胞修復や化生に伴うことがあるのも忘れてはいけない．性器肛門における HPV 感染の診断に役立つ最も特徴的な組織学的所見は，核異型である．HPV 関連の核異型の根拠は heteroploidy にある．これは核分裂紡錘糸および核分裂を伴わない DNA 複製の異常に基づく．核分裂過程での干渉の結果，2 核あるいは多核，核の腫大が起きる．現在，CIN 1 と診断されているものの多くが，low-grade CIN に該当する．

4 High-grade CIN

High-grade CIN は，low-grade CIN より細胞学的な異型があり，組織構築のより高度の乱れ，未分化な細胞が，上皮全体の 1/3 以上を超えて存在する．Low-grade CIN でみられる HPV よりも，ハイリスク HPV の占める頻度が高い．High-grade CIN では，核濃縮，核の多形，組織構築および核の極性の喪失，核分裂が，上皮の下層に加えて中層と上層に特徴的に認められるようになる．細胞学的異型は，low-grade CIN とは異なり，核は一般的により大きく，核膜は際立って肥厚し偏りがあり，クロマチンは太く，粗大顆粒状である．核の腫大に伴い，N/C 比は大きくなり，細胞境界は不明瞭になる．現在，CIN 3 と診断されているものと，CIN 2 と診断されているものの一部が high-grade CIN に相当する．

Low-grade CIN に比較して，E6 および E7 遺伝子の発現は，分裂細胞や未熟細胞，化生基底細胞（幹細胞）にもみられる．ことに HPV16 の癌遺伝子である E6 および E7 蛋白質は，染色体異常を引き起こす．コイロサイトーシスは low-grade CIN に比べてわずかしかみられない．High-grade CIN と low-grade CIN を鑑別するのに最も重要な所見は，異常な核分裂像の存在である．多くの核分裂像が high-grade CIN でみられるが，最も特徴的なのは three-group metaphase であり，そのほかにも多極核分裂，bizzare mitosis などがある．異常核分裂像は aneuploid にみられ，癌や前駆病変の生物学的な代替マーカーである．これらは，low-grade CIN との鑑別に有

用である．CIN は化生細胞や腺細胞を置換して進展し，high-grade CIN であるほど内頸部寄りを占拠する．

5 Adenocarcinoma *in situ*（AIS）

　上皮内腺癌〔adenocarcinoma *in situ*（AIS）〕は，正常頸管腺領域から細胞異型ならびに核分裂像の増加，gland-in-gland パターンなどをもって性格づけられる．子宮頸部腺癌の前駆病変である．子宮頸部腺癌と上皮内腺癌にはハイリスク HPV が高頻度に存在し，扁平上皮癌に比較して HPV18 の関与が高い[9]．また，腺異形成（glandular dysplasia）には，通常ハイリスク HPV は関与せず，腺癌の前駆病変としては扱われない[9]．

　AIS は細胞診にて検体が採取されにくく，細胞診学的にも異常な結果が得られないことが多い．さらに，内頸部の病変の評価が不十分であり，腺癌の予後が扁平上皮癌に比べて悪い．一般に，臨床医は頸部病変およびその自然史の理解が十分でない．CIN は S-C junction の扁平上皮側に発生し，AIS や腺癌は腺上皮側に発生する．AIS は high-grade CIN を合併することが多い．ハイリスク HPV 感染がみられるが，ローリスク HPV 感染はみられることは少ない．HPV18 感染による腺癌は一般に予後が悪いといわれる．

6 微小浸潤癌

　微小浸潤癌の存在に関する最も重要な病理学的な根拠は，前駆病変から浸潤癌が発生していることの組織学的観察にある．CIN（表層あるいは腺置換を伴う）のごく少数の細胞あるいは病変から，舌状の浸潤癌が発生していることが認められる．これが微小浸潤癌である．舌状の微小浸潤癌は単一または複数で局所の炎症と desmoplastic response を伴っている．子宮頸癌において，転移のリスクは間質浸潤の程度によっている．浸潤の深さが 3 mm 以内，長さが 7 mm 以内のものは，FIGO 臨床進行期 Ia1 期であり，転移はまれで上皮内癌と同様に保存的に治療される．

■■ 文献

1) Richart RM. Causes and management of cervical intraepithelial neoplasia. Cancer. 1987; 60: 1951-9.
2) Holowaty P, Miller AB, Rohan T. Natural history of dysplasia of the uterine cervix. J Natl Cancer Inst. 1999; 91: 252-8.
3) Melnikow J, Nuovo J, Willan AR, et al. Natural history of cervical squamous intraepithelial lesions: a meta-analysis. Obstet Gynecol. 1998; 92(4 Pt 2): 727-35.
4) Richart RM. A modified terminology for cervical intraepithelial neoplasia. Obstet Gynecol. 1990; 75: 131-3.
5) Kiviat NB, Koutsky LA. Specific human papillomavirus types as the causal agents of most cervical intraepithelial neoplasia: Implications for current views and treatment. J Natl Cancer Inst. 1993; 85: 934-5.
6) Koutsky LA, Holmes KK, Critchlow CW, et al. A cohort study of the risk of cervical intraepithelial neoplasia grade 2 or 3 in relation to papillomavirus infection. N Engl J Med. 1992; 327: 1272-8.

7) Doorbar J, Ely S, Sterling J, et al. Specific interaction between HPV-16 E1-E4 and cytokeratins results in collapse of the epithelial cell intermediate filament network. Nature. 1991; 352: 824-7.
8) Koss LG, Durfee GR. Cytological changes preceding the appearance of in situ carcinoma of the uterine cervix. Cancer. 1955; 8: 295-301.
9) Tase T, Okagaki T, Clark BA, et al. Human papillomavirus DNA in adenocarcinoma in situ, microinvasive adenocarcinoma of the uterine cervix, and coexisting cervical squamous intraepithelial neoplasia. Int J Gynecol Pathol.1989; 8: 8-17.

〈今野　良〉

コラム 子宮頸部腺癌と HPV

　子宮頸部腺癌は，特に若い女性で増えて世界的に増加傾向にあり，子宮頸癌の 20〜30％を占めている．腺癌は，細胞診が難しく早期発見がされず，放射線や抗癌剤の感受性が低いことなどから，扁平上皮癌に比べて予後が悪い．

　子宮頸部腺癌由来の細胞株 HeLa 細胞が HPV18 をもち，上皮内腺癌や腺癌の 20〜50％に扁平上皮異形成が共存することから，子宮頸部腺癌と HPV との関連が疑われ，in situ hybridization を用いて腺癌における HPV DNA の存在について検討した[1,2]．その結果，腺癌・上皮内腺癌にも扁平上皮癌・上皮内癌と同様に HPV が高率に認められた．扁平上皮癌・上皮内癌では HPV16 が優位であるが，腺癌・上皮内腺癌では HPV18 が優位であった．HPV DNA の存在は腺癌や上皮内腺癌に限られ，隣接する正常子宮頸管細胞にみられることはなく，その境界は明瞭であった．HPV DNA の分布は，腺癌では核上に凝集してみられ，上皮内腺癌では核上に散在性にみられた（図1）．HPV DNA は，腺癌では核内に組み込まれ，上皮内腺癌では episomal に存在しているためと思われる．また，扁平上皮癌の前癌病変である異形成では HPV が高率に認められたが，腺異形成では HPV はほとんど認められず，腺異形成は腺癌の前癌病変の可能性は低いと思われた．HPV の同定から，腺癌は前駆病変をもたず de novo 発生で上皮内腺癌が発生すると思われる．HPV が認められた極少数の腺異形成については，形態学的所見の弱い上皮内腺癌の存在が考えられる．その後の検討では，子宮頸部腺癌の 93％に HPV が存在し，漿液性腺癌・明細胞腺癌・悪性腺腫では HPV はみられないことが報告されている．また，組織学的な腺異形成では HPV DNA の検出率が明らかに低いことから，ベセスダシステムでは腺異形成

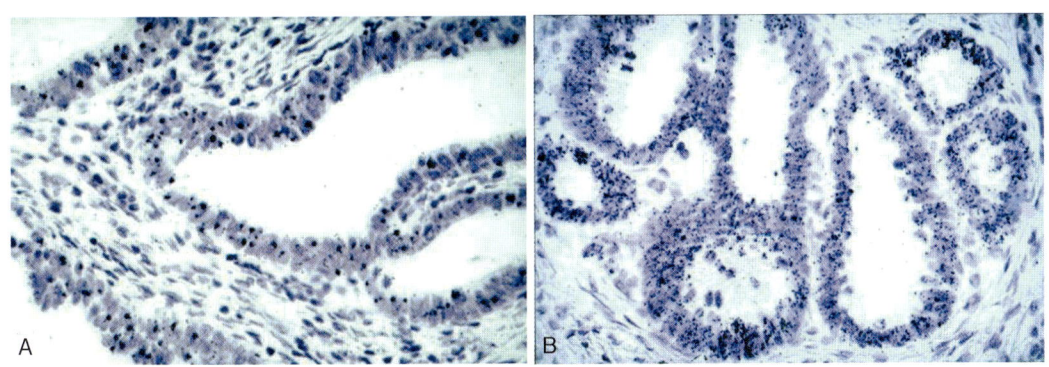

図1 子宮頸部腺癌・上皮内腺癌の HPV の同定
A：子宮頸部腺癌，HPV18 DNA 陽性．in situ hybridization により HPV DNA が核上に凝集する．
B：上皮内腺癌，HPV18 DNA 陽性．in situ hybridization により HPV DNA が核上に散在する．

の名称は使用しないことが定められている．

　HPV DNA 検査は子宮頸部上皮内腺癌・腺癌の早期発見や上皮内腺癌の子宮頸部円錐切除後の残存病巣・再発の診断に有用と考えられている．さらに，HPV ワクチンは上皮内腺癌・腺癌の予防にきわめて有用なことが報告されている．子宮頸部腺癌による死亡の減少をはかるには，細胞診や HPV DNA 検査によるスクリーニングと HPV ワクチンの投与が不可欠と思われる．

　子宮頸部腺癌と HPV との関与を示唆した HeLa 細胞は，1951 年にジョージ・ゲイが世界で初めて培養に成功したヒト細胞株である．ヘンリエッタ・ラックスの子宮頸部腺癌から採取して培養したため，彼女の名前にちなんで HeLa 細胞と命名された．この培養は彼女に無断でなされ，彼女の子供が死後 20 年以上経ってこのことを知り，商業的にも扱われていた利益の一部を求めて訴訟を起こした．法廷は摘出された組織・細胞はその人のものではなく商業的に扱って構わないと裁定し，彼女の家族が HeLa 細胞による利益を受けることはなかった．子宮頸部腺癌に対する彼女の偉大な貢献に感謝したい．

■ 文献

1) Tase T, Okagaki T, Clark GA, et al. Human papillomavirus types and localization in adenocarcinoma and adenosquamous carcinoma of the uterine cervix: A study by in situ DNA hybridization. Cancer Res.1988; 48: 993-8.
2) Tase T, Okagaki T, Clark GA, et al. Human papillomavirus DNA in adenocarcinoma in situ, microinvasive adenocarcinoma of the uterine cervix, and coexisting cervical squamous intraepithelial neoplasia. Int J Gynecol Pathol.1989; 8: 8-17.

〈田勢　亨〉

Chapter 3 子宮頸がん検診

はじめに

　現在，子宮頸がんは一次予防であるHPVワクチンが導入される一方，二次予防である検診は女性のQOL損失を抑制する「がん予防検診」と位置づけられる．検診の有効性の評価は従来，死亡率減少効果の有無によって判定されていたが，子宮頸癌では前駆病変であるCIN 2または3を代替指標（surrogate markers）として判定される．つまり，浸潤癌での死亡を避けることのみが検診の目的ではなく，上皮内癌以前の段階で診断し，子宮温存治療を行うことも重要な目的である．検診受診者，医療者，行政の3者いずれにおいても有益な検診プログラムには，①高い受診率，②高い精度，③適切な費用対効果が求められる．

1 子宮頸がん検診と受診率

a）日本の子宮頸がん検診の歴史

　子宮頸がん検診の歴史は古く1950年代後半に遡る．これは，世界的に見て非常に早い時期の取り組みである．1982年に老人保健法が制定され子宮頸部細胞診による検診がスタートした．検診によって，子宮頸がんの死亡率は明らかに減少した．1959年時点で年齢調整死亡率が10万人当たり5.5人であったものが，2005年には2.5人である（図1）．また，子宮頸がんの年齢調整発生率に関しても，1980年時点で10万人当たり20.1人であったものが，2001年には，10万人当たり10.7人と減少傾向にある（図2）．しかし40歳未満の若い年齢層では発生率が

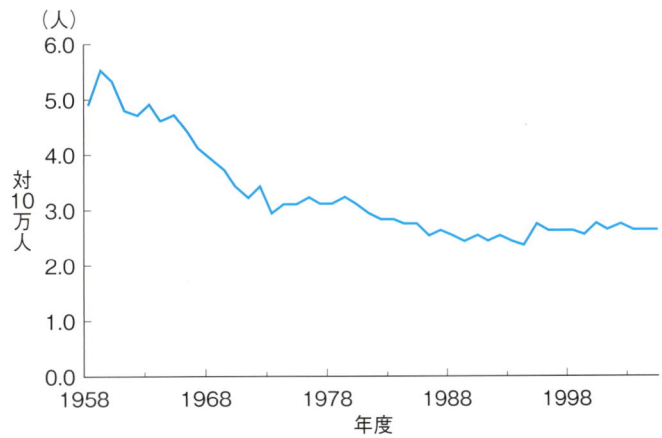

図1　子宮頸がんの年齢調整死亡率の年次推移（文献2より）
1950年代後半に子宮頸がん検診がスタートして，子宮頸がんの死亡率は明らかに減少した．

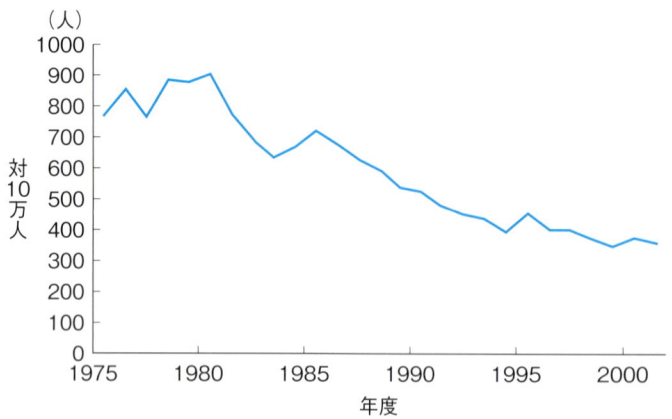

図2 子宮頸がんの年齢調整発生率の年次推移（文献2より）

子宮頸がんの発生率も減少傾向である．

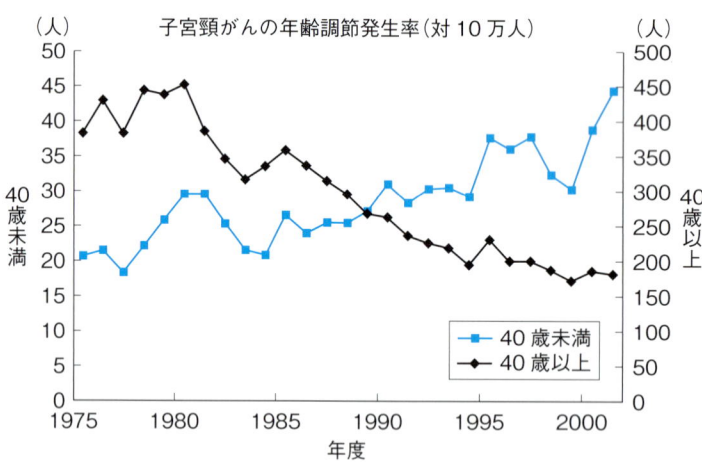

図3 子宮頸がん発生率の年齢別年次推移（1975〜2001年）（文献2より）

40歳未満の若年層での子宮頸がん発生率が上昇傾向にある．

増加傾向にあることも事実である（図3）．これは初交年齢の低下によりHPV初回感染の年齢が低下したことで発生が若年化したにもかかわらず，20〜30歳代の女性が検診を受けないためにCINから浸潤癌へ進行しているということに起因する．平成20（2008）年の調査では，20歳代の女性の80％以上，30歳代の女性の65％以上もが，これまでに一度もがん検診を受けたことがない．若年層の検診離れが深刻である．

b）検診受診率―海外との比較

先進諸外国の子宮頸がん検診受診率が概ね60〜80％前後であり，同じアジア諸国であるシンガポール，香港，台湾，韓国でも70％程度に達している．それに対し，日本の平成22（2010）

年度の検診受診率は 32％（厚生労働省国民生活基礎調査）である．ただし，日本においてはがん検診の受診率を包括的に計測するシステムがなく，妊婦検診，職域検診あるいは機会検診などを含む実際の検診受診率の実態を正確に把握されていない．行政の検診事業の大きな欠陥である．表 1 に現在，日本で用いられている検診受診率の算出方法を示す．

日本の子宮頸がん検診受診率が低い割には死亡率が先進諸外国並みに低い（表 2）．検診受診

表 1　子宮頸がん検診受診率の算出方法（対象者の設定）

1. 厚生労働省「国民生活基礎調査」
   厚生労働省が行うアンケート調査
   ＊記憶に頼るため，根拠が曖昧．検診や人間ドックも含む

2. 厚生労働省「推計対象者数」を用いた市区町村がん検診受診率
   従来から行われてきた市区町村からの報告数
   推計対象者数＝市区町村人口−（就業者数−農林水産業従事者数）
   ＊対象者から社会保険加入者数を除く．
   ＊会社の健康保険組合では，ほとんど子宮頸がん検診は施行されていないので，就業している女性は検診対象と捉えられていない．
   ＊一般に都市部では就業者数が多いため，見かけの受診率が高くなる．

3. 海外で一般に用いられる受診率（本来，用いられるべき指標）
   対象者数＝市区町村の 20〜69 歳女性人口
   ＊検診を受けるべき対象をカバーしてる．

表 2　各国における子宮頸がん検診の受診率と子宮頸がんの年齢調節死亡率（文献 4 より作成）

	国	受診率	年齢調節死亡率/10万人	対象年齢	検診間隔
ヨーロッパ	イギリス	78%	2 人	25-64 歳	3〜5 年
	ベルギー	61〜63%	2.7 人	25-64 歳	3 年
	デンマーク	61〜69%	2.5 人	23-59 歳	3 年
	フランス	54〜74%	1.8 人	25-65 歳	3 年
	ドイツ	55%	2.3 人	20 歳以上	1 年
	イタリア	45〜57%	1.5 人	25-65 歳	3 年
	オランダ	59〜61%	1.5 人	30-60 歳	5 年
	スウェーデン	57〜60%	1.8 人	25-59 歳	3 年
オセアニア	ニュージーランド	63.5%	1.6 人	20-69 歳	3 年
	オーストラリア	60%	1.4 人	18-69 歳	2 年
北アメリカ	カナダ	72〜79%	1.9 人	18-69 歳	1〜2 年
	アメリカ合衆国	84%	1.7 人	21-70 歳	3 年
アジア	日本	23%	2.6 人	20 歳以上	2 年
	韓国	70%	2.7 人	30 歳以上	2 年
	シンガポール	70%	3.5 人	20-65 歳	3 年
	香港	63%	−	25-65 歳	3 年
	台湾	61%	−	30 歳以上	1 年
ラテンアメリカ	メキシコ	53%	9.7 人	25 歳以上	3 年
	ブラジル	64〜82%	10.9 人	25-60 歳	3 年
	ペルー	42%	16.3 人	25-59 歳	2 年

率が低いにも関わらず，なぜ死亡率が低下しているのだろうか．これは1960年代から1990年代にかけての検診受診が，現在の中・高齢者層の死亡率を下げたもので，長い検診の歴史の成果である．図4に示したグラフのパターンはまさしく，1980年が途上国型，2000年が先進国型である．若年層の検診離れが進む今日の現状が続けば，今後の子宮頸がん死亡率の上昇は免れない．このまま検診受診率向上に対して無策であっては，せっかく1950年代後半から積み上げてきた検診の死亡率減少効果も消えていく．検診の精度管理水準の高い日本においては検診受診率の向上が死亡率低下に直結すると考えられ，今後の若年層における検診受診率の向上が早急課題である．

　諸外国の例を参考にすると，イギリスでは1988年よりコンピュータ管理されたCall/Recallセンターがおかれ，対象者全員に受診奨励通知が送付されるようになった．通知を受け取った対象者は家庭医で検診の予約をし，細胞診採取は家庭医が行う．検査結果は再びCall/Recallセン

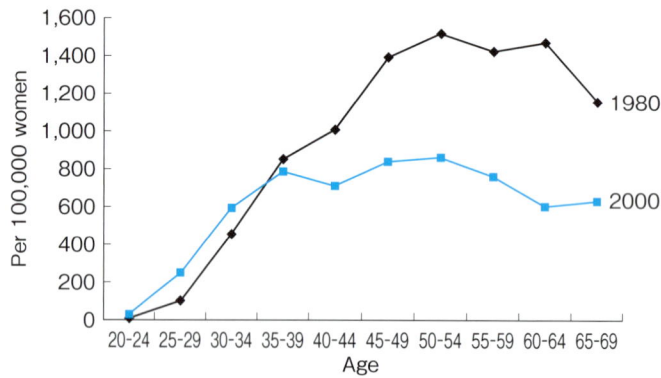

図4 年齢階級別子宮頸がん発生率（文献1より）
40歳以上の子宮頸がん発生率は20年間で著明に減少した．

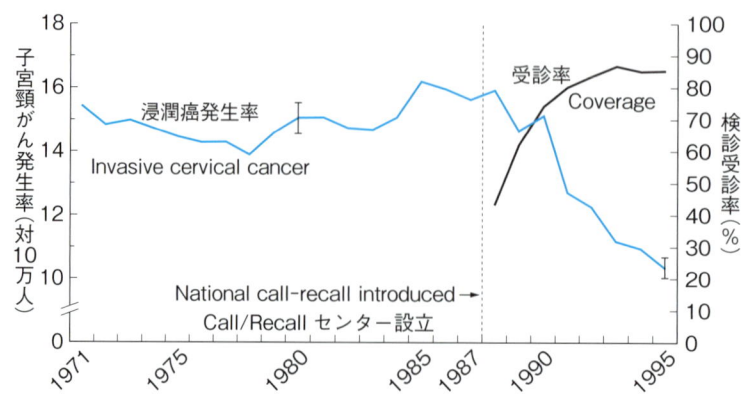

図5 イギリスの子宮頸がん発生率と受診率の年次推移
（文献2より）

1987年にCall/Recallシステム設立後イギリスの検診受診率は向上し，頸がん発生率も低下した．

ターより本人に通知がくるというシステムであり，専門の施設で精度管理も行っている．また，検診費用はNational Health Serviceで賄われ，自己負担はない．このシステムが稼働してから受診率が飛躍的に上昇し，5年間の受診率は85.3％となり，死亡率は毎年7％ずつ減少している（図5）．受診率上昇の直接的な要因としては，自己負担がないことや対象者全員に検診への招待状がくることなどが考えられる．

後述の検診無料クーポンが実施される前には，残念ながら日本の検診勧奨は自治体の広報に検診の実施予定が掲載される程度であった．対象者個人に通知が送られることは半数以下であり，検診の認知度が低かった．行政が行う子宮頸がん検診は約6,500円で行われている．従来国で賄われてきた検診費用が，1998年に一般財源化した以降，全体の受診率は1～2％低下した．行政検診の自己負担額は0～2,000円と自治体によって異なる．しかも自治体における子宮頸がん検診に対する予算要求人数は，本来対象者の100％であるべきところだが，実際には12％程度であり，自治体が受診率の向上に本気で取り組んでいるとは言い難い．検診受診率が向上しなかった理由の最も大きなものは，実は国，自治体による検診に割く財源が乏しく，事業が徹底しなかったからである．厚生労働省では2013年までに検診受診率を50％にすると述べているが，実際の予算は各自治体任せであり，財源の確保が大きな課題である．

c）検診受診率向上の課題

2009年度の補正予算で「緊急経済対策」の一環として，無料クーポン券と検診手帳を配布する政策が始められた．子宮頸がん検診では，20歳から5歳刻みの女性が無料で受けられるようにするもので，対象者には，住民票のある市区町村から郵送された．費用に関して，2009年度は全額国の負担であったが，2010年度，2011年度は半額が自治体負担となっている．次年度以降の継続に関しては決まっていない．

検診無料クーポンの有効性に関しては，日本対がん協会が行った調査がある．無料クーポンが配布された2009年度とその前年の2008年度の子宮頸がん受診者数，癌，上皮内癌，異形成の発見数，および関連事項を調査した．

子宮頸がん検診の合計受診者数は，2009年度は145万7,009人で，2008年度（126万9,064人）より18万7,945人，18.3％増加した．クーポン対象年齢の受診者数および初回受診者数は2.6倍および3.7倍に増加した．とくに，20歳および25歳の受診者数は9.6倍，4.5倍に，初回受診者数は10.9倍，および6.0倍と増加した．また，初回受診者数に関しては20歳では10.9倍，25歳で6.0倍と，若い世代に非常に高い伸びを示していた．2009年度に発見された浸潤癌，上皮内癌，異形成の数は，2008年度に比較して，38.5％，37.8％，39.1％の増加があった．検診受診者数の増加率（前記18.3％）に比して，病変発見率がいずれもが増加していた．

無料検診クーポン券が個別に配布されたことによる「個別勧奨」は受診者および病変の発見に有効であった．その理由は，①無料だった，②個人あてに通知し個別勧奨になった，③マスコミなどで報道され，がん検診自体のPRになった—という3点があげられる．これまで検診を知らなかった女性や足を運ばなかった女性たちの「背中を押した」と考えられる．対象者への通知と

教育による受診者の拡大が有効である．現在，国のがん対策推進基本計画では「検診受診率50％以上」を目標としているが，本来，国が行う対策型検診は受診率100％を目指すべきである．検診の実施者である国と地方自治体が効率的な戦略を練る必要がある．また，がんと検診に関する教育を学校，地域，家庭で行うように，メディアや様々な機会を利用して，人々を教育する必要がある．効率的な検診受診勧奨の方法として，無料クーポンは非常に有効な方法であり，今後もさらなる継続と方法の改善が求められる．

2 子宮頸がん検診の精度

a）細胞診

先進国の子宮頸がん検診の基本は細胞診であり，細胞診は検診手法の中で最も長い歴史をもつ．細胞診による子宮頸部がん検診は，死亡率減少効果に対する十分な根拠があると高い評価を受けている．一方，途上国では社会的資源の不足からVIA（visual inspection with application of acetic acid）という方法がとられているが，特異度が低く（表3），殊に前癌状態を評価することは難しい．VIAは酢酸加工後に子宮頸部を直視下に観察する．

1982年の老人保健法で制定以来，我が国で使用されてきた日母（旧日本母性保護産婦人科医会，現日本産婦人科医会）細胞診クラス分類に変わって，子宮頸部細胞診判定の報告様式として2009年にベセスダシステムが導入された（表4）．

日母分類は，パパニコロウ分類をmodifyしたクラス分類であり，クラスⅠからⅤの5段階に分けて評価，報告されている．これは細胞診の判定だけでなく，臨床的判断基準を示したことが特長である．数値化しにくい形態学にあえてクラスⅠ，Ⅱ……という数値をとり入れ表現したため，使い勝手がよく，広く受け入れられた．さらに，クラス分類という数字の中に推定病変をあてはめ医療者への理解を促し,その管理指針にまで言及しており,その先見性は優れたものであった．しかし，日母分類の作成から30年が経過した現在，多くの分子生物学や細胞診断学の新しい知見がもたらされ，いくつかの問題点が指摘されるようになった．日母分類は細胞診における推定病変が明確にされておらず，腫瘍性病変と炎症性所見が同一の分類カテゴリーに当てはめら

表3 検診方法別のCIN 2以上を検出する感度，特異度（文献1より）

検査方法	感度	特異度	特徴
細胞診	44～78%	91～96%	適切な検査施設が必要かつ精度管理が大切．
HPV検査	66～100%	61～96%	検査施設が必要．客観的で再現性がありかつ確実だが高価である．
視診			
VIA	67～79%	49～86%	道具がいらず，低コスト．すぐに治療を開始することができる．
VILI	78～98%	73～93%	
コルポスコピー	44～77%	65～72%	高価であり，資源のないところには不向き．

VIA：visual inspection with application of acetic acid
VILI：visual inspection with application of Lugol's iodine
細胞診は高い特異度を示すが感度が悪く，HPV検査は逆に感度に優れている．
また途上国で広く用いられているVIAなどの視診は感度，特異度ともに低い．

表4 日本における子宮頸がん検診の歴史

1950年	地域での集団検診の取り組みのスタート
1982年	老人保健法 ・従来型の細胞診 ・日母クラス分類（パパニコロウ変法） ・30歳以上終了年限なし ・毎年検診
2006年	がん検診指針改定 ・20歳以上の隔年検診
2009年	子宮頸部細胞診報告様式がベセスダシステムに変更

れており，細胞診の精度管理上，不都合な点が多い．また，標本が不適切であって診断できない場合の対応がない．さらに，最近の子宮頸癌の発生過程に最も重要であるHPVの関与が考慮されていない．そこで，ベセスダシステム2001の最も重要なポイントである，(1) 記述的判定を取り入れる（パパニコロウクラス分類は廃止する），(2) 標本の適否の評価を記載する，の2点を重視し，これに準拠した細胞診報告様式に改定することになった[13]．精度管理向上のために子宮頸がん検診に従事するすべての医療者と行政担当者に，新しい細胞診報告様式が早く定着することを望む．そのために，ベセスダシステムと旧クラス分類を併記することは避けるべきであり，できるだけ早くベセスダシステムのみの使用が推奨される．

b）子宮頸がん検診へのHPVテストの導入

　細胞診の特徴として特異度は高いが感度が低い（表3）という問題点があり，細胞診のみに頼るとどうしても取りこぼしがでてしまう．また，高度な技術を要する主観的検査法であり臨床実施に際してはquality controlが必要であり受診率が増えればマンパワーの不足を招くことが予想される．さらに細胞診は腺癌の抽出に限界があり，腺癌が見逃されてしまうというデメリットがある．宮城県対がん協会の調査結果では，検診で発見された54人の頸部浸潤癌のうち，腺癌が18.5％を占めているが，5年以内に受診歴がありながら，がんを見逃されていたものの76.9％が腺癌であった（図6）．

　細胞診が形態診断であるのに対し，HPV検査は分子診断である（Chapter 2. 子宮頸癌と子宮頸部前駆病変を参照）．一般にCIN 2以上の病変に対する細胞診のみの感度は70％程度だが，HPV検査を併用することでほぼ100％の感度が得られる．アメリカの産婦人科学会勧告では細胞診とHPV検査が両方陰性だった場合，異形成あるいはがんが見逃される危険性は1/1,000程度であると報告された．わが国でもASC-USのトリアージとしてのHPV検査が2010年より保険収載となった．これにより不要な精査（コルポスコピー検査）を省略できる．一次スクリーニングとしてのHPV検査は，現時点では限られた自治体で施行されているのみである．

　HPV検査のもう一つのメリットは検診間隔を延長できることにある．HPV感染の自然史や臨床研究を総合的に判断すると細胞診とHPV検査が両方陰性だった場合，近年の大規模試験では，つまりHPV併用検診では検診間隔を5年以上に延長できる可能性があるとしている[5]．

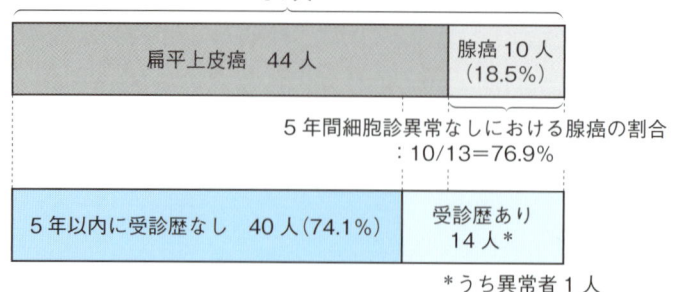

```
                    54人
┌─────────────────────────────┬──────────┐
│  扁平上皮癌  44人            │ 腺癌10人 │
│                              │ (18.5%) │
└─────────────────────────────┴──────────┘
                              5年間細胞診異常なしにおける腺癌の割合
                                   : 10/13 ＝ 76.9%
┌─────────────────────────────┬──────────┐
│ 5年以内に受診歴なし 40人(74.1%)│受診歴あり│
│                              │ 14人*   │
└─────────────────────────────┴──────────┘
                                    *うち異常者1人
```

図6 検診発見癌の過去の受診歴と細胞診成績
（宮城県対がん協会 H10-14年）

54人の受診者のうち，10人（18.5%）が腺癌であったが，5年以内に受診歴がありながら，がんを見逃されていたものの76.9%が腺癌であった．つまり腺癌に関しては細胞診での抽出に限界があることを示している．

さらに腺癌の抽出に関しても細胞診より優れている．AIS の100%，頸部腺癌の94%がハイリスクHPVと関連があり[6]，AISに対する細胞診の感度が42%に対し，HPV検査を併用することで90%の感度を示す[7] との研究報告がある．つまり細胞診の弱点である腺癌の見逃しもHPV検査を併用することで少なくなることが予想される．

またHPV検査の検査手技などの詳細は他章（Chapter 5．HPV検査）に譲る．

3 将来的な具体的検診プログラムの提案

日本におけるがん検診の実施体制は，organized screening（対策型検診）と人間ドック型のopportunistic screening（機会検診）に大別される．organized screeningは，集団全体の死亡率減少を目的とするのに対し，opportunistic screeningでは個人の死亡リスクの減少を目的とする．本来，子宮頸がん検診は精度管理や追跡調査が整備されておりorganized screeningの対象となっている．プログラムの内容は，検診間隔の設定，検診対象年齢の設定，検査の方法ならびに費用負担や対象者への検診勧告など多岐にわたる．平成16（2004）年改正『がん検診指針』（老健第64号）で日本の子宮頸がん検診に関していくつかの変更点があった．まず対象年齢を30歳以上から20歳以上へと拡大したことと，受診間隔を1年1回としていたものが2年に1回に延長されたことである．しかし，各自治体によってはまだ対象が30歳以上のところも存在する．

子宮頸癌の自然史ではHPV感染の9割が1～2年で自然消失するが，1割が持続感染して前癌病変を経て数年かけて子宮頸癌に進行するといわれている．このことから考えると初回の交渉より2～3年経過した時点から検診を開始する意義があり，アメリカでは検診開始年齢を21歳または初交後3年と定めている．先進諸外国のデータによると初交年齢の平均は10代である．近年日本でも低年齢化し，東京都幼小中高身障性教育研究会の性意識行動調査によると2002年の高校3年生女子の性交経験率は45.6%であった．この事実を考慮すると検診開始年齢30歳というのは遅すぎる．さらに子宮頸がんの年齢別発生率をみると25～39歳で急激に上昇してお

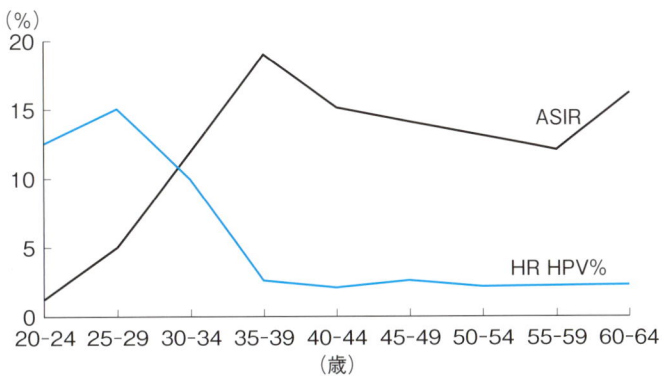

図7 オランダにおける年齢別HPV感染率と年齢階級別子宮頸がん発生率（ASIR）（文献1より）

ASIR：年齢階級別子宮頸がん発生率（人口10万人対）
HR HPV％：ハイリスクHPV感染率（％）
HPVの感染率は初交年齢の20歳後半でピークを迎え，その後39歳までに急激に減少するのに対し，子宮頸がんの発生率は20歳代後半から30歳代にかけて急上昇する．

表5 受診間隔および受診率のがん死亡 (life-years lost) への影響（文献1より）

	フィンランド，オランダ	ベルギー，フランス，ギリシャ，イタリア，スペイン	ドイツ
開始年齢	30歳	25歳	20歳
健診間隔	5年	3年	1年
終了年齢	60歳	64歳*	72歳
生涯検診回数	7回	14回	53回
受診率（％）	\% Reduction in life-years lost		
25%	21%	24%	25%
50%	42%	47%	50%
75%	63%	71%	75%
100%	84%	94%	99.9%

*フランスの終了年齢は65歳
資料：IARC Handbooks of Cancer Prevention Vol.10 Cervix Cancer Screening

り（図7），検診開始年齢はこの時期からに設定すべきである．また一方でHPVの感染率は若年層で多いが，30歳までに急激に減少する（図7）．若年女性の多くはHPVに感染してもほとんどが自然消失するため，若年女性にHPVスクリーニングをかけることは不必要な検査と不安を与えることになりかねない．CIN 2以上の病変に対する特異度が増加する30歳以降が効率的なHPVスクリーニング検査の対象として適している．検診終了年齢は60〜69歳と設定している国が多い．高齢者の検診目的は予防ではなく早期発見に重点がおかれる．過去の定期検診で異常を指摘されなかった場合，69歳以降で子宮頸部浸潤癌になる可能性はきわめて低い．

検診間隔は長ければ長いほど経済効果があがり（費用が少なくて済む），受診者および行政の

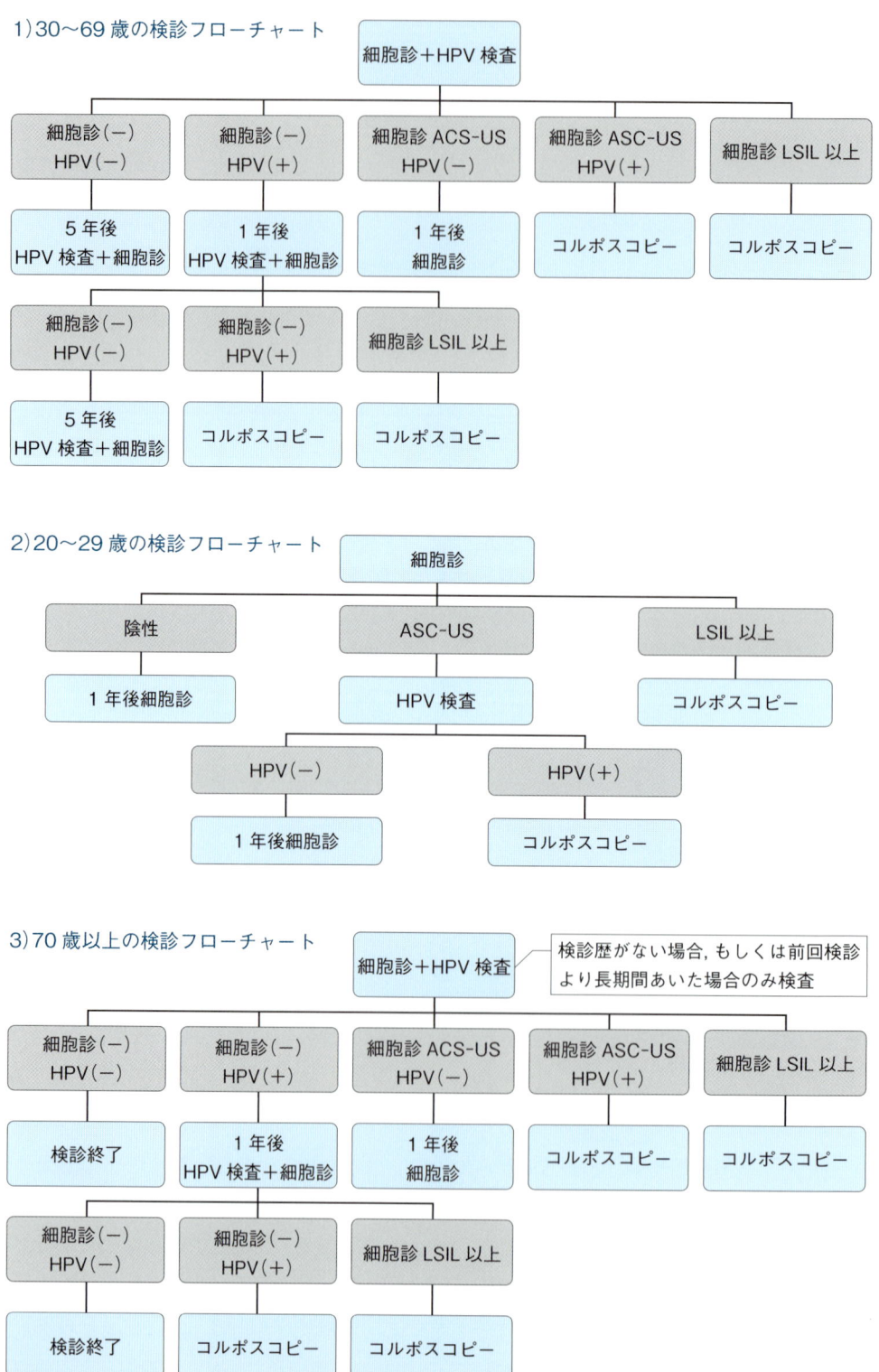

図8 細胞診＋HPV検査併用の検診の検診プログラムの提案

負担も軽減されるが，安直に検診間隔を延ばすことは検診の取りこぼしを助長し，早期発見を遅らせることに繋がりかねない．最小限の検診回数で，最大限の発見率を得ることが目標となる．

　ヨーロッパ諸国の検診開始/終了年齢，ならびに検診間隔を比較すると生涯に受ける検診の回数は7〜53回とかなり幅があるが，その一方で検診効果はあまり差がない（表5）．つまり検診間隔を狭くすることより，受診率を上げることが集団に対する検診効果，すなわち，がん死亡を減らすために最も重要であることをよく理解すべきである．欧米諸国では，3回連続して異常を認めなかった場合には検診頻度を3年に1度とするなど，受診間隔を延長している例が多い．さらに前述のように子宮頸部細胞診にHPV検査を併用すれば，ほぼ100％の陰性的中率が得られるため検診の間隔を少なくとも3〜5年以上あけることができる．

　以上まとめると，子宮頸がん検診の対象年齢は20歳以上とし，20歳代は細胞診による検診を行う．特に若年層に対しては積極的な受診を促すべきであり，検診デビューの機会を毎年作るという構造が理想的である．さらに30歳以上では細胞診とHPV検査を併用し，両者が陰性であれば次の検診は3〜5年後とする．100％に近い受診率であれば5年毎の検診で十分検診効果は得られる．検診終了年齢については，70歳以降は今までに検診を受けたことのない場合，または前回検診から長期間が経っている場合のみ施行する意義があり，HPV検査と細胞診検査でいずれも陰性であれば，その時点で検診を終了してもよいとされる（図8）．

文献

1) 林　由梨, 根津幸穂, 今野　良, 他. 子宮頸がんスクリーニングシステムの国際比較. 産婦の実際. 2008;57:1341-9.
2) 林　由梨, 根津幸穂, 今野　良, 他. 子宮頸がん検診の現状と課題. 産婦の実際. 2009;58:507-18.
3) HPV and Cervical Cancer in the World 2007 Report. Vaccine. 2007; 25: S3.
4) OECD Health Data 2007: http://www.ecosante.fr/index2.
5) Bulkmans NW, Berknof J, Rozendaal L, et al. Human papillomavirus DNA testing for the detection of cervical intraepithelial neoplasia grade 3 and cancer: 5-year follow-up of a randomised controlled implementation trial. Lancet. 2007; 370(9601): 1764-72.
6) Zielinski GD, Snijders PJ, Rozendaal L, et al. The presence of high-risk HPV combined with specific p53 and p16^{INK4a} expression patterns points to high-risk HPV as the main causative agent for adenocarcinoma in situ and adenocarcinoma of the cervix. J Pathol. 2003; 201: 535-43.
7) Costa S, Negri G, Sideri M, et al. Human papillomavirus（HPV）test and PAP smear as predictors of outcome in conservatively treated adenocarcinoma in situ（AIS）of the uterine corvix. Gynecol Oncol. 2007; 106(1): 170-6.

〈林　由梨〉

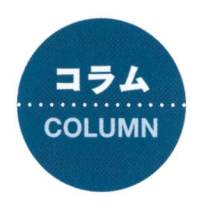

コラム 子宮頸がん検診事始め

検診開始の時代背景

　昭和37（1962）年1月，宮城県南方村において東北大学九嶋勝司教授・野田起一郎講師を指導者として本格的な子宮頸がん集団検診が行われた．880名の受診者を9日間かけて検診したのだが，2名の初期浸潤癌と1名の上皮内癌を発見した．子宮頸癌には，扁平上皮癌が数多く発生している．子宮頸部の組織像は外頸側が扁平上皮，内頸側が腺上皮となっており，その接点が扁平円柱上皮境界ということは当時より知られていたが，はたして子宮頸部扁平上皮癌の発生は，扁平上皮よりか，または腺上皮よりか，ということが論じられていた時代である．その後，子宮頸癌は腺上皮領域より化生の経過を経て発生することが解明されてきたが，当時は子宮頸がんの発生部に関して班会議がもたれ，九州大学の今井環教授が招集者となり，全国より著名な学者が集められ論議が行われた時代であった．

検診の思い出

　女性死亡率第1位である子宮頸がんの早期発見，早期治療の手段として子宮頸がん検診が企画された．

　最初の検診は器具持ち込み式であった．寒村の学校の講堂や公民館等に検診台などの全ての器具を持ち込み，カーテンで囲って作った検診室で診察を行った．当日採取スメアは現地でパパニコロー染色を行い鏡検し，精検の必要な受診者はその場でコルポスコピー下の狙い切除を行った．

　ほとんどが婦人科未受診者という地区を訪れることが多かったので，受診者が検診台の乗り方がわからず，足台に手を乗せてしまい，カーテンの下から四つん這いで顔をのぞかせ，診察医とはち合わせになり仰天したという笑い話も生じた．

　細胞診検鏡は現場で行った．古参の医師が検鏡し，新人の医師がその結果を話すわけであるが，その合間を埋めるために手探りで乳房の診察も行っていた．しかし乳房の診察のほうは基礎トレーニングもないままで乳がんの見落としがあったのではないかと懸念された．その後，効率化をはかるため昭和39（1964）年にバスを改造した検診車が登場し，指導医制度も発足して，検鏡が指導医の手によることとなったため，現地での細胞採取のみを行い，診断は細胞センターで行うという方法に変わっていった．また，海岸地域にがんの発生率が高いことから，仕事後，入浴前に性交渉を行うことを想定し，恥垢とがん発生率の関係を調べるために，泌尿器科の専門医に色々なペニスの形体を書いてもらい，パートナーのペニスに包茎がないかを調べてみたが，対がん協会が変なことを聞くという噂が流れ中止した．HPV感染が子宮頸癌の引き金になることが解明された現在，今昔の感に堪えない．

コラム

　検診車方式の導入時は，既存の婦人科医とのトラブルも多々あった．それを理由に，また，産婦人科医の将来有力な武器となることも考慮され，施設検診が提唱された．すなわち，細胞の採取・固定は各施設で行い，標本を細胞診センターに送り，そこで診断がなされる．これがいわゆる日母方式である．それに伴い固定法もポリエチレングリコール＋イソプロピルアルコール法を使用することにより塗抹面を乾燥させることなく輸送可能となった．センターに細胞を送らせることに関しては，「この年になって東北の山猿に侮辱された」などの意見を吐く者もいたが，まずまずスムーズに移行することができた．

　細胞の採取に関していえば，慶應大学やコルポスコープを重視する施設では綿棒での採取であったが，東北大学では細胞診を重視する立場から木製のヘラを使用した．現在の子宮頸がん検診は，婦人科の医療機関がある地域では施設検診，無医地区では検診車という方式が定着しているが，昭和40年頃の思い出だ．

〈永井　宏，伊藤　圭子，東岩井　久〉

Chapter 4 細胞診

■ ベセスダシステム 2001 の要点（表 1，表 2）

診断する側（病理検査）から検査結果を受け取る側（臨床）に，正確な情報を正しく伝えることを目的としている．

例えば；

- 標本の適否を評価する：臨床医または検査結果を受け取る側に，検体の質に関する内容を常にフィードバックすることにより，検体の採取に対する意識が高まり，採取器具の改良や手技の向上にもつながる．
- 記述的判定を取り入れる：Papanicolau のクラス分類を廃止することにより，従来の「クラスⅢa」といった数字の報告ではなくて，推定される病変を正しく伝えることを目的としている．また，統一した用語を用いることにより，より正確に伝えることが可能となる．

■ 用語の原則

- 病理検査室から患者の健康管理に臨床的に適切な情報を伝えることのできる用語であること．
- 異なる病理医間，検査室間で統一かつ合理的な再現性を有する用語であり，様々な検査室の現状，地理的条件においても，柔軟に適応できること．
- 子宮頸がんの最新の知見を反映した用語であること．

■ 用語の理解

- 扁平上皮系の上皮異常は，HPV 感染，核異型の程度，CIN のグレードからなる複数の分類から軽度扁平上皮内病変と高度扁平上皮内病変の 2 階層分類に整理統合した．
- 特定の階層に属さない異型扁平上皮（ASC）のカテゴリーが設けられた．
- 腺系の上皮異常は，前癌病変を示唆するものではなく，癌へのリスクの高さを示す分類とする．

■ 「日母分類」が改訂された理由

- ヒトパピローマウイルス（HPV）が関与する子宮頸癌の発癌に対するエビデンスを取り入れた必要がある．
- 標本の適否を評価して，不良（不適正）標本をなくす意図がある．
- 検診の精度管理のための分類ではなく，推定病変を記述し報告することが望ましい．
- 判定が難しい症例に対して，新しいカテゴリーを採用する．

■ 細胞診検査の実際

子宮頸部細胞診検査は，細胞を採取し塗抹，固定する工程（採取側・臨床側）と染色，鏡検し

表1 The Bethesda system outline

1. SPECIMEN ADEQUACY
    - Squamous cellularity
        - Unsatisfactory
        - Satisfactory
    - Transformation zone component
    - Obscuring factors

2. NON-NEOPLASTIC FINDINGS
    - Organisms
        - *Trichomonas vaginalis*
        - Fungal organisms morphologically consistent with *Candida* spp
        - Shift in flora suggestive of bacterial vaginosis
        - Bacteria morphologically consistent with *Actinomyces* spp
        - Cellular changes consistent with Herpes simplex virus
    - Other non-neoplastic findings (Optional to report; list not inclusive)
        - Reactive cellular changes associated with:
            - Inflammation (includes typical repair)
            - Radiation
            - Intrauterine contraceptive device (IUD)
        - Glandular cells status post hysterectomy
        - Atrophy
        - Non-neoplastic findings, not specifically listed in 2001 Bethesda terminology
            - Tubal metaplasia
            - Keratotic cellular changes
            - Lymphocytic (follicular) cervicitis
            - Other

3. ENDOMETRIAL CELLS (in a woman ≧ 40 years of age)

4. ATYPICAL SQUAMOUS CELLS
    - Of undetermined significance (ASC-US)
    - Cannot exclude HSIL (ASC-H)

5. EPITHELIAL ABNORMALITIES: SQUAMOUS
    - Low grade squamous intraepithelial lesion (LSIL)
      Encompassing: HPV/mild dysplasia/CIN 1
    - High grade squamous intraepithelial lesion (HSIL)
      Encompassing: moderate and severe dysplasia, CIS; CIN 2 and CIN 3
        - With features suspicious for invasion (if invasion is suspected)
    - Squamous cell carcinoma
    - Squamous epithelial abnormalities, not specifically listed in 2001 Bethesda terminology
        - Keratinizing lesions
        - Squamous intraepithelial lesions (SIL) - borderline cases
        - SIL with gland involvement

6. EPITHELIAL ABNORMALITIES: GLANDULAR
    - Atypical
        - Endocervical cells, NOS or specify in comments
        - Endometrial cells, NOS or specify in comments
        - Glandular cells, NOS or specify in comments

(次頁につづく)

- Atypical
    - Endocervical cells, favor neoplastic
    - Glandular cells, favor neoplastic
- Endocervical adenocarcinoma *in situ*
- Adenocarcinoma
    - Endocervical
    - Endometrial
    - Extrauterine
    - Not otherwise specified (NOS)

7. OTHER MALIGNANT NEOPLASMS
    - Carcinomas
    - Sarcomas
    - Other tumors

(THE BETHESDA SYSTEM WEBSITE ATLAS　HP より)

表2　ベセスダシステムに基づく細胞診の分類

● 扁平上皮細胞

結　　果	略　語	推定される病理診断
陰性	NILM	非腫瘍性所見，炎症
意義不明な異型扁平上皮細胞	ASC-US	軽度扁平上皮内病変の疑い
軽度扁平上皮内病変	LSIL	HPV 感染，軽度異形成
HSIL を除外できない異型扁平上皮細胞	ASC-H	高度扁平上皮内病変の疑い
高度扁平上皮内病変	HSIL	中等度異形成，高度異形成，上皮内癌
扁平上皮癌	SCC	扁平上皮癌

● 腺細胞

結　　果	略　語	推定される病理診断
異型腺細胞	AGC	腺異型または腺癌疑い
上皮内腺癌	AIS	上皮内腺癌
腺癌	Adenocarcinoma	腺癌
その他の悪性腫瘍	other malig.	その他の悪性腫瘍

日本婦人科腫瘍学会 HP より

報告書を作成する工程（検査側，病理側）に大別される．

■ 細胞診報告の実際

標本の種類，検体の適否，判定の項により報告される．

■ 検体の種類

細胞を採取する器具は，患者の状態により医師が選択しているのが現状である．ベセスダシステムでは，採取器具や採取法に関しての取り決めはない．ただし，採取法の違いにより細胞の見え方も異なってくるため，採取器具の情報は重要であり，必ず記載すべきである．

ベセスダシステムでは，標本の作製方法「従来法」（直接塗抹法）か「液状処理法」の記載とともに採取器具（ヘラ，ブラシなど）も明記する．ブラシによる採取が推奨されており，精度の

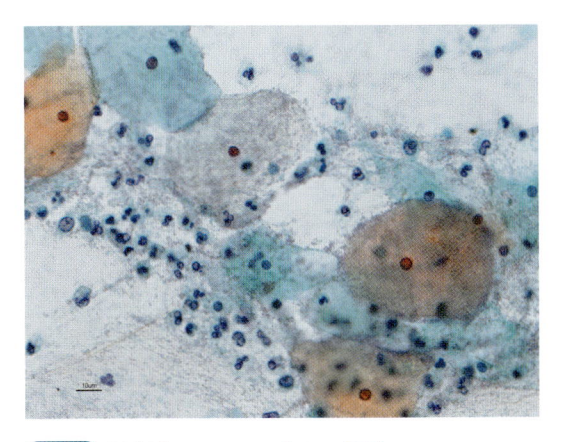

図1 従来法　NILM：クルー細胞

扁平上皮細胞に群がる短桿菌の細菌を認める．クルー細胞とよばれ，正常時に防御的に働く乳酸桿菌に取って代わる．細菌性腟症は，嫌気性病原菌が過剰増殖する腟細菌叢の複雑な変化による腟炎である．

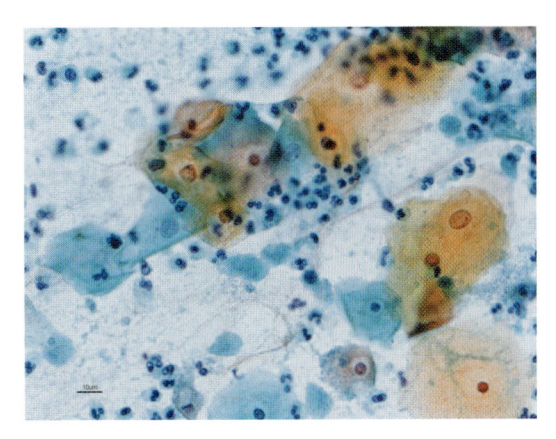

図2 従来法　NILM：トリコモナス

背景に炎症細胞とライトグリーン好染の洋なし状壊死様物質を認める．トリコモナス原虫は，変性した傍基底細胞や組織球などとの鑑別を要することもある．鑑別のポイントは，淡い小型の核と好酸性顆粒を注意深く観察する．

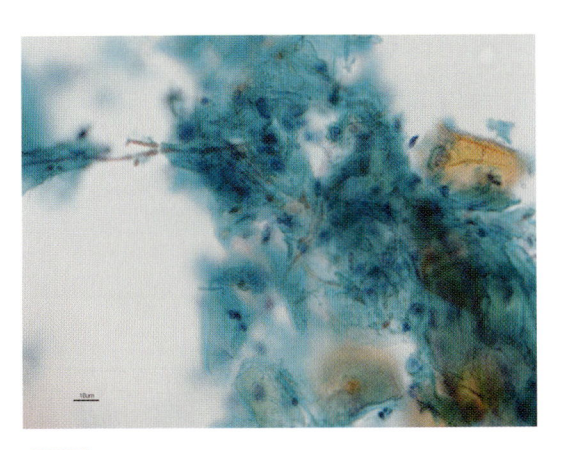

図3 従来法　NILM：カンジダ

扁平上皮細胞に絡むように赤褐色調の仮性菌糸と分生胞子を認める．分岐する仮性菌糸も認められる．

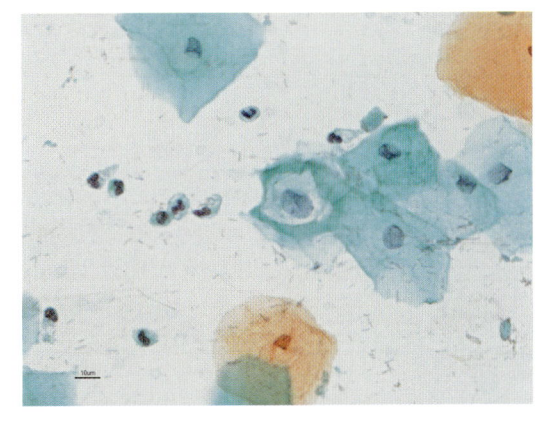

図4 従来法　ASC-US：コイロサイトーシス様変化

扁平上皮細胞の核周囲の明暈を認める．核の腫大は認められるが，核形不整や核クロマチンの増量は認められない．HPV感染が示唆されるが，核異型は認めないことより，ASC-USと評価される．

　高い検査のためには，適正な細胞を採取して標本を作製することが大切である．綿棒は不適正標本が多くなるので推奨しない．

従来法，直接塗抹法（conventional cytology）

- ヘラ，ブラシなどを用いて細胞を採取し，採取器具を回転させながら移動させるか，叩きつけるなどの工夫しながら操作する．
- 薄く均一になるように塗抹する．

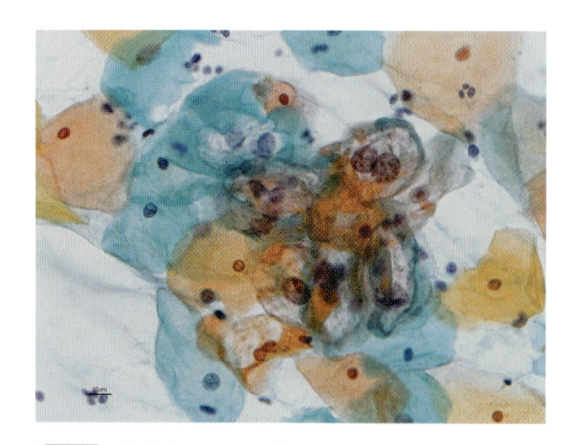

図5 従来法　LSIL：軽度異形成

核異型を伴う表層型の扁平上皮細胞を認める．細胞質にはコイロサイトーシスを認める．2核細胞やスマッジ状の腫大濃染核を呈する．

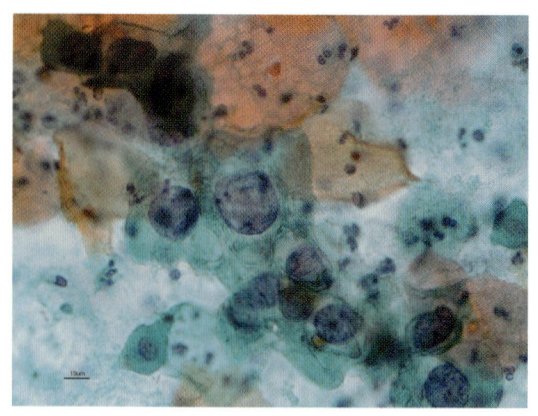

図6 従来法　HSIL：中等度異形成

核腫大を呈する濃染核や変性を伴ったN/C比の増大する中層型の扁平上皮細胞を認める．

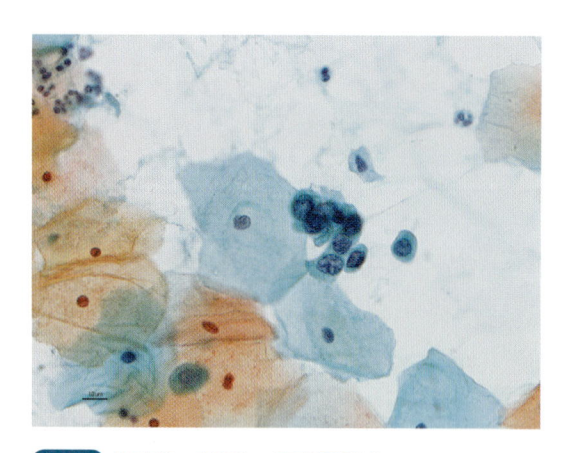

図7 従来法　HSIL：高度異形成

核クロマチンの増大と核形不整を伴う傍基底型の扁平上皮細胞を認める．細胞質が厚くなり小型になると扁平上皮化生細胞に類似することがある．

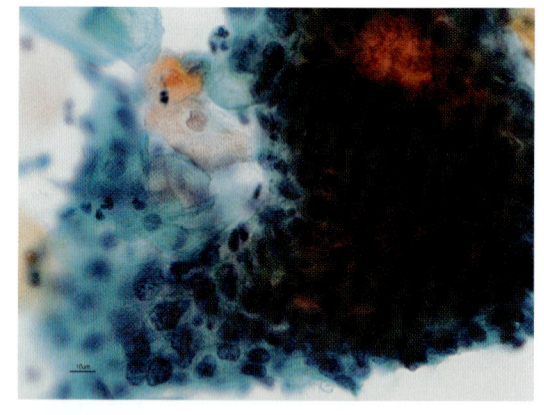

図8 従来法　HSIL：高度異形成

核クロマチンの増大と核形不整を伴う傍基底型の扁平上皮細胞からなる細胞集団を認める．細胞密度は上昇し重積性を有する．集団辺縁の細胞分化の有無が上皮内癌との鑑別となる．

- 塗抹後は，直ちに固定する．
- 細胞量が少ない場合は，細胞が乾燥することが多い．
- 細胞量が多い場合は，固定液が浸透されにくく染色性の低下を招く．
- 安価であるが，標本作製には経験を要する．

■ **液状処理法（LBC：liquid-based cytology）**
- 種々の採取器具により細胞を採取し保存液中に回収され，均一に塗抹される．
- 綿棒は固定液を吸収してしまい不向きとされている．
- 塗抹不良や乾燥による不適正検体の減少が期待できる．

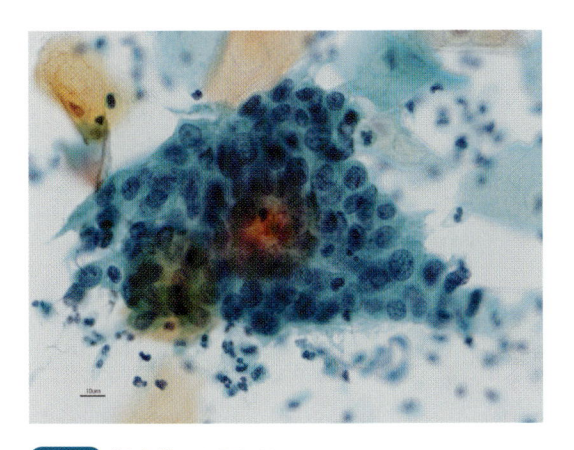

図9 従来法　ASC-H

傍基底型の扁平上皮細胞からなる細胞集団を認める．核クロマチンは僅かに増量するが，核形不整は弱く，細胞密度も低く小型核が混じる．HSILの推定には至らない所見であることから，ASC-Hと評価される．核異型を伴う未熟化生細胞に由来すると考えられる．

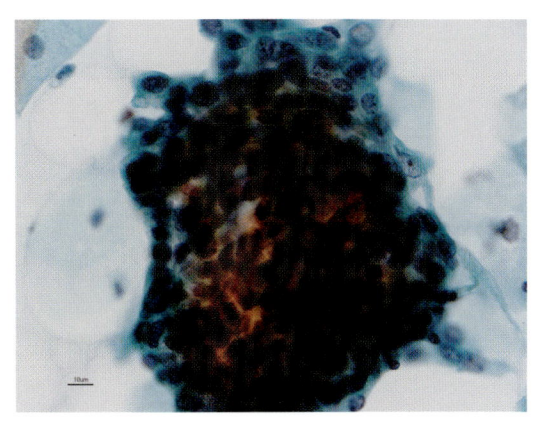

図10 液状処理法　ASC-H

傍基底型の扁平上皮細胞からなる細胞集団を認める．核クロマチンは僅かに増量するが，小型の異型核が混じる．核の重なりは認められるが，細胞のすきまをみる集団である．液状処理の影響により核濃染傾向が認められる．

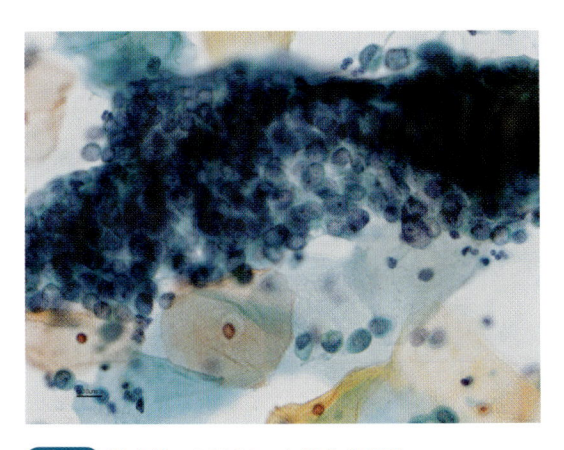

図11 従来法　NILM：未熟化生細胞

小型細胞からなる集団を認める．核の重なりは認められるが，配列の乱れは少ない集団である．核クロマチンは微細で増量は認めない．未熟化生細胞が推定される．

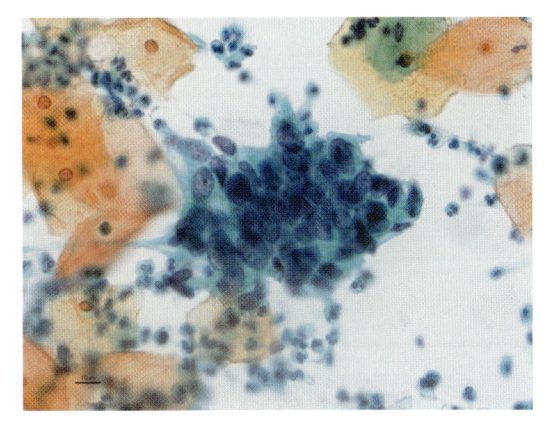

図12 従来法　HSIL：上皮内癌

細胞密度の上昇した集団を認める．核には緊満感があり，顆粒状の核クロマチンを呈する．

- 検体作製の標準化が行いやすい．
- 細胞塗抹部分が従来法に比べ狭く，検査効率の向上が期待できる．
- 鏡検範囲が狭くなるが，判定上問題はない．
- 細胞像は従来法に比べ小型化を示し，若干の染色性も異なる．
- 標本作製手技が煩雑で，高価である．
- 保存検体により遺伝子検査や他の検査が実施できる．

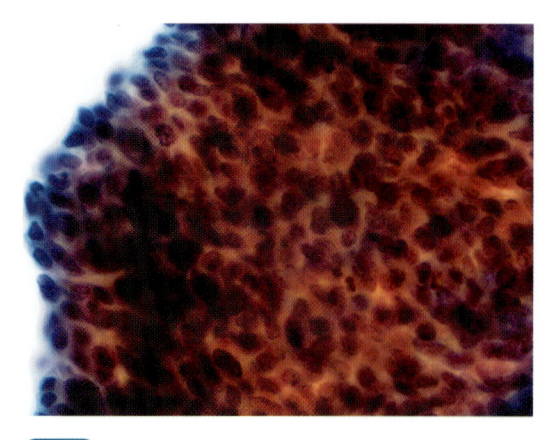

図13 液状処理法　HSIL：上皮内癌

核の腫大を呈する細胞密度の上昇した集団を認める．液状処理の影響により，核の小型化と核濃染傾向をみる．

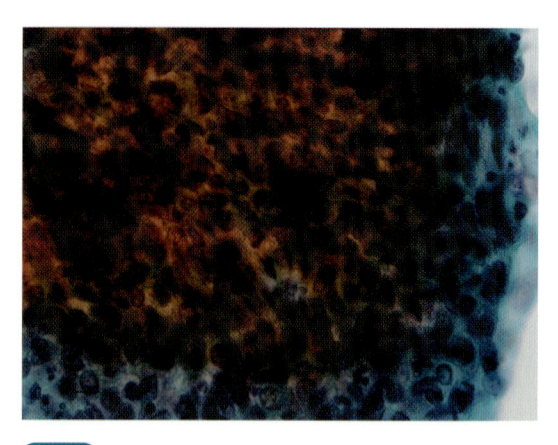

図14 従来法　Squamous cell carcinoma：微小浸潤癌

細胞密度の上昇した合胞状の異型細胞集団を認める．多彩な核クロマチンと核形不整が顕著であり，上皮内癌とは異なる所見が観察される．

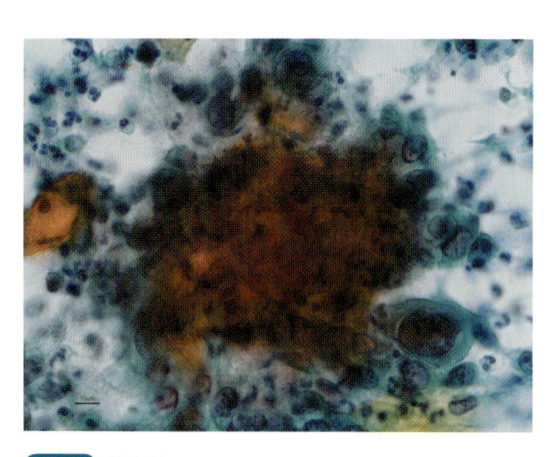

図15 従来法　Squamous cell carcinoma：扁平上皮癌

重厚な細胞質を有する異型細胞を認める．核形不整や核の大小不同をみる．

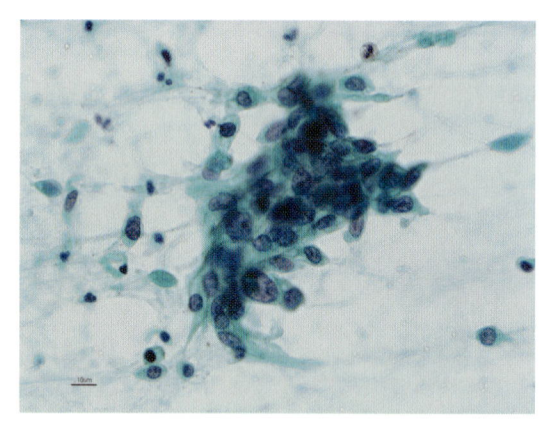

図16 従来法　Squamous cell carcinoma：扁平上皮癌

核の大小不同と核形不整をみる異型細胞集団を認める．核クロマチンは粗く濃縮核も認める．

■ 検体採取から標本作製の注意点

- 頸管粘液や血液が多い場合は，綿棒などを用いて除去してから採取する．
- 扁平円柱上皮結合部（SCJ）と頸管からまんべんなく細胞を採取する．
- 細胞採取後は，すばやくスライドガラスに均一に塗抹する．
- 塗抹後は，直ちに固定する（95％エタノールによる固定が望ましい）．

■ 検体の適否

判定／結果に影響を及ぼす検体を「適正」と「不適正」のいずれかで示され，明確に区分される．すなわち検体の適否は，標本の品質を評価し，細胞判定が正しく行えるかどうかである．不

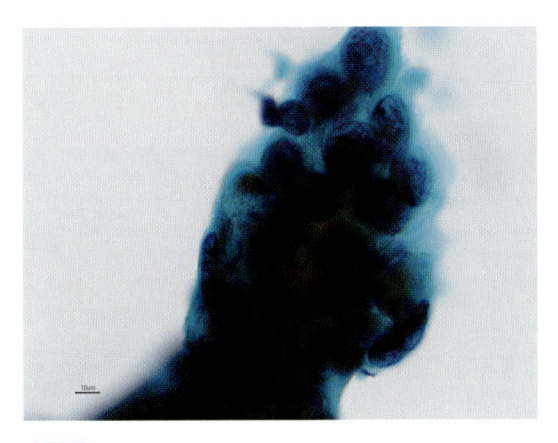

図17 従来法　Squamous cell carcinoma：扁平上皮癌（放射線変化）

核クロマチンの増量を伴う異型細胞集団を認める．核，細胞質は大型化を示し，N/C比は変わらない．

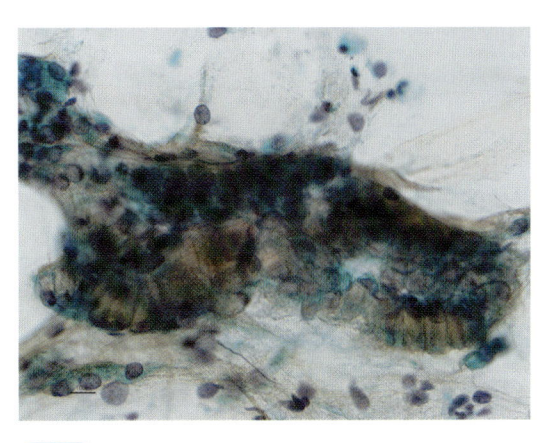

図18 従来法　AGC：幽門化生

結合性の良い頸管腺細胞集団を認める．核は基底膜側に揃い，黄色調の粘液を認める．

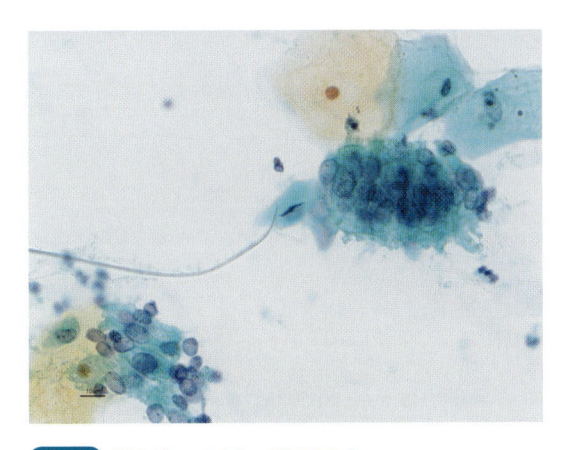

図19 従来法　AGC：腺異形成

柵状配列を呈する頸管上皮集団を認める．核クロマチンの増量は認めないが，核密度の上昇と核の位置の乱れをみる．

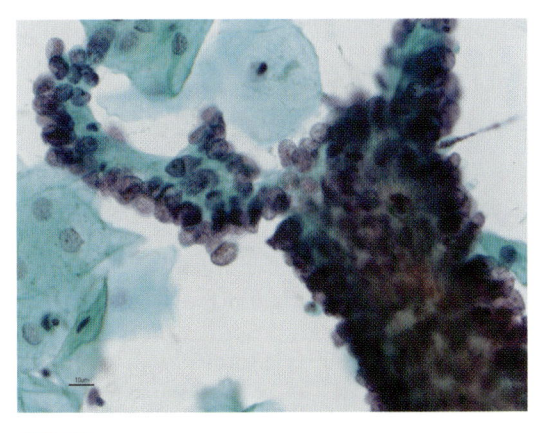

図20 従来法　AIS：上皮内腺癌

高円柱状で結合性の良好な柵状配列を呈する腺系異型細胞集団を認める．核は腫大し，核クロマチンの増量を認める．核密度は上昇し，小型核小体をみる．

適正には不合格検体と不適正検体の場合があり，その理由を記載して採取側での改善に役立てられるようにする．

不合格検体の理由（受け取り拒否検体）
- 検体に患者氏名などの識別情報がない
- スライドの破損
- 検体と依頼票の不一致など

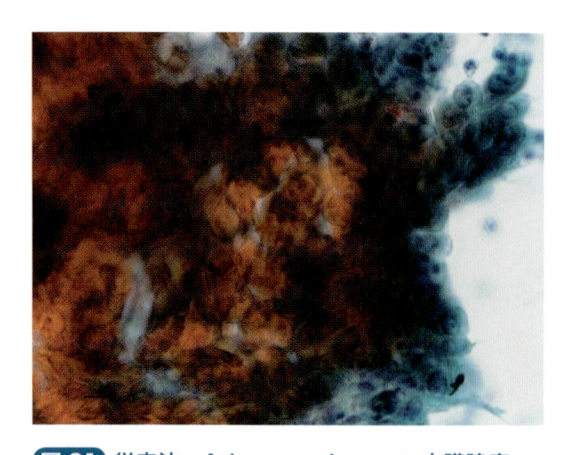

図21 従来法　Adenocarcinoma：内膜腺癌

密集する腺腔配列をみる重積集団を認める．集団辺縁のほつれや細胞質への好中球の侵入像をみる．

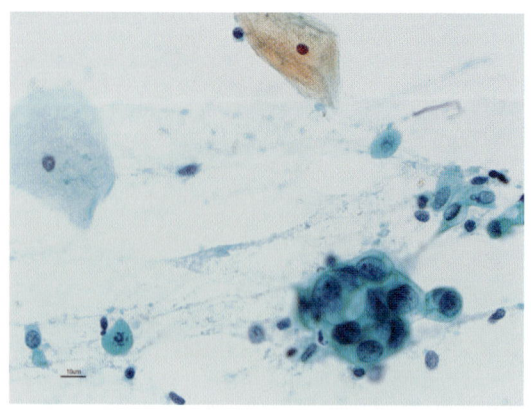

図22 従来法　Adenocarcinoma：子宮以外の腺癌（卵巣癌）

清明な背景に数個からなる重積集団を認める．核の腫大と細胞質の空胞化をみる．

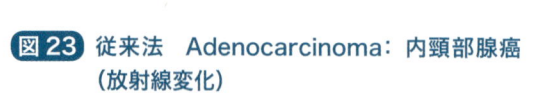

図23 従来法　Adenocarcinoma：内頸部腺癌（放射線変化）

核クロマチンの増量と大型な核小体を認める異型細胞集団を認める．核，細胞質ともに腫大を示し，細胞質の多空胞化がみられる．放射線治療による急性変化が考えられる．

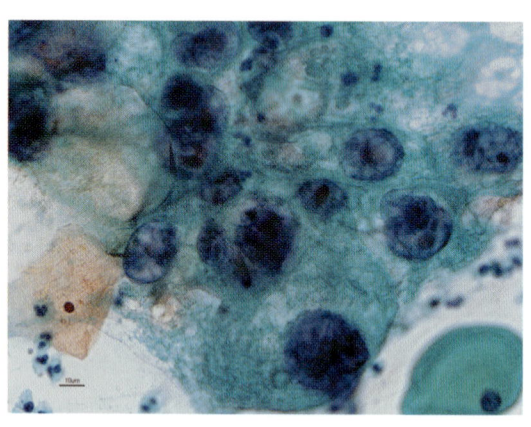

不適正検体の理由（鏡検検査まで行ったが異常所見を評価するに不十分な検体）
- 扁平上皮細胞が少ない
- 乾燥標本
- 赤血球，白血球が多く判定不能

■ 扁平上皮細胞の最低基準

固定および保存状態の良い扁平上皮細胞が，従来法では約8,000個以上，液状処理法では5,000個以上含まれることとされている．しかし，頸管腺細胞や移行帯細胞の有無は適否の条件には含まれていない．

■ 不適正検体の取扱い

- 検体採取が行われた医療機関で再度採取し直すべきである．
- 再検査に要するすべての費用を受診者や自治体に請求するべきではない．

◉ 自動鏡検
自動鏡検がなされた場合，装置と結果を記載する．

◉ 判定
- 細胞診結果は，ベセスダシステム2001に準拠した様式で報告される．ベセスダシステムの原文と和訳を次項に示す．
- 推定される病変のベセスダシステムとの関係を示す．ベセスダシステム導入当初は，日母分類との併記を過度的に行われていたが，次第に減少している．日本産婦人科医会と厚生労働省は平成25（2013）年度からは，ベセスダシステムのみの使用を求めている．
- ベセスダシステムは，陰性と上皮細胞異常に大別される．
- 上皮細胞異常は扁平上皮系の異常と腺系の異常を区別して取り扱う．
- 上皮異常所見を認めない場合，微生物の存在あるいはその他の非腫瘍性所見の存在の有無を記載する．
- 陰性とは腫瘍性所見が認められない場合であり，炎症所見や修復細胞変化などが含まれる．HPV感染による細胞変化は含まれない．

◉ 陰性（上皮内病変ではない／悪性ではない）
(negative for intraepithelial lesion or malignancy: NILM)

上皮細胞に癌やHPVと関連する異常が認められない場合に報告される．

①微生物
- トリコモナス腟炎
- カンジダ腟炎
- 細菌性腟症を示唆する細菌
- 放線菌に合致する細菌
- 単純ヘルペスウイルスに合致する細胞変化

②その他非腫瘍性所見
反応性細胞変化
- 炎症に関連するもの
- 放射線に関連するもの
- IUDに関連するもの
- 子宮全摘後の腺細胞
- 萎縮に伴う細胞変化

◉ ベセスダシステム2001に採用されていない非腫瘍性所見
- 卵管上皮化生
- 典型的錯角化
- 過角化
- リンパ球性（濾胞性）頸管炎

■ 上皮細胞異常

①扁平上皮細胞

異型扁平上皮細胞（atypical squamous cells：ASC）

> 用語解説：扁平上皮内病変（squamous intraepithelial lesion：SIL）を示唆する細胞変化である．
> 新しいカテゴリーであり，細胞個々の評価ではなく，標本全体の評価である．
> 的確な判断を下すには質的にも量的にも不十分である．
> 非腫瘍性の細胞所見は可能な限り NILM と分類すべきである．
> 対応する細胞像および組織像はない．
> ASC 報告の頻度は，総検体数の 5% 以下を維持する．

ASC の判断に重要な細胞所見

- 扁平上皮への分化を示す．
- 正常細胞に比べ N/C 比の増加
- 核異常（わずかな核クロマチンの濃染，クロマチンの凝集，核の変形，多核）

ASC の分類

意義不明な異型扁平上皮細胞
（atypical squamous cells of undetermined significance：ASC-US）

> 用語解説：LSIL や中間的異型度を示す SIL を示唆する変化とされている．
> LSIL の判定に満たない場合に用いられる．
> LSIL を疑うが，核異型が弱い，出現数が少ない，変性を伴う．
> コイロサイトーシスを認めるが，核異型に乏しい．
> 錯角化細胞を認めるが，核異型に乏しい．
> LSIL を疑うが，扁平上皮化生細胞に似る．
> ASC-US は ASC 全体の 90% 以上を占める．

＊ASC-US と判定された場合，ハイリスク HPV 検査の実施が推奨されている．

HSIL を除外できない異型扁平上皮細胞
（atypical squamous cells, cannot exclude HSIL：ASC-H）

> 用語解説：HSIL の基準に満たない場合，否定できない場合に用いられる．
> HSIL を疑うが，出現数が少ない，変性を伴う．
> 未熟化生細胞や予備細胞集団が判定されることも少なくない．
> 異型化生細胞や萎縮変化を伴う症例が含まれる．
> ASC-H の判定比率は，全 ASC の 10% 以下であることが期待されている．

＊ASC-H と判定された場合，コルポ診と組織生検が推奨されている．

軽度扁平上皮内病変（low-grade squamous intraepithelial lesion：LSIL）
　HPV 感染
　軽度異形成
　　組織学的判定基準：異形成が上皮の下層 1/3 に限局する扁平上皮内病変である．
高度扁平上皮内病変（high-grade squamous intraepithelial lesion：HSIL）
　中等度異形成
　　組織学的判定基準：異形成が上皮の下層 2/3 にある扁平上皮内病変である．
　高度異形成
　　組織学的判定基準：異形成が上皮の表層 1/3 に及ぶ扁平上皮内病変である．
　上皮内癌
　　組織学的判定基準：癌としての形態学的特徴をもつ細胞が上皮の全層に及ぶ扁平上皮内病変である．
扁平上皮癌
　微小浸潤癌
　　組織学的判定基準：微小浸潤を示す扁平上皮癌である（浸潤の深さ 5 mm 以内，病変の広がり 7 mm 以内）．
　浸潤癌
　　組織学的判定基準：重層扁平上皮に類似した細胞からなる浸潤癌をいう．

②腺細胞
　異型腺細胞（atypical glandular cells：AGC）

> 用語解説：新しいカテゴリーであり，腺癌へのリスクを示す分類である．
> AGC は，前癌病変ではない．
> できるかぎり由来細胞（子宮頸部か子宮内膜）を区別し，区別できない場合は AGC を使用する．
> 対応する組織像はない．

　AGC の分類
　　特定不能な異型腺細胞（atypical glandular cells not otherwise specified：AGC-NOS）
　　異型内頸部細胞

> 用語解説：反応性および修復変化を超えた細胞形態の異常を認めるが，明らかな内頸部 AIS や浸潤性腺癌の特徴がないもの．

　　異型内膜細胞
　　　注意：月経やホルモン変動により剥離した子宮内膜細胞を異常細胞とすべきではない．
　　　　異型腺細胞

腫瘍性を示唆する異型腺細胞
　　（atypical glandular cells-favor neoplastic：AGC-favor neoplastic）
腫瘍性を示唆する異型内頸部腺細胞

> 用語解説：細胞形態は異常であるが，量的質的に内頸部 AIS や浸潤性腺癌の判断に至らないもの．
> 腫瘍性を示唆する異型腺細胞

内頸部上皮内腺癌
腺癌
　内頸部腺癌
　　組織学的判定基準：内頸粘膜の円柱上皮に類似する粘液性腺癌をいう．
　内膜腺癌
　子宮以外の腺癌
　特定不能な腺癌
③その他の悪性腫瘍

■ 補助的検査
実施した検査法を記載し，検査結果を報告する．

■ 教育的注釈と提言（任意）
細胞所見やその意義についての情報を簡潔明瞭に証拠に基づいたものを記載する．

■ 文献
1) 坂本穆彦, 編. 子宮頸部細胞診ベセスダシステム運用の実際. 東京：医学書院；2010.
2) 平井康夫, 監訳. Solomon D, Nayar D. editor. ベセスダシステム 2001 アトラス. 東京：スプリンガー・ジャパン；2007.

〈河野哲也〉

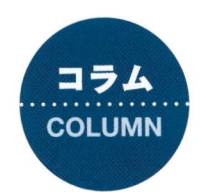

コラム 細胞採取―その単純な医療行為―

　細胞診による子宮頸がん検診では，目的とする細胞が十分採取されていなくてはその目的を達成することができない．もし細胞診断が液状処理検体によって行われるような時代がくるとしてもこの原則は変わらない．つまり，「適正な細胞診標本」を得るためにはどんな（細胞）採取器具を用いるべきか，また，どんなことに注意を払わなくてはならないかは，文字通り「古くて新しい」問題である．

　前者に関して小澤らは，サーベックスブラシ採取での不適正検体の率は0.1％程度，木製スパーテル採取でのそれは約2％であるのに対して，綿棒採取での不適正検体率は20％にも及ぶと報告している．そして，現在でも綿棒や木製スパーテルを使って細胞採取を行っている産婦人科医は想像していた以上に多かったという[1]．

　「適正な細胞診標本」採取器具についての（医師への）啓発が，住民に対する受診勧奨と同様に子宮頸がん検診の「一丁目一番地」である，との認識を新たにすべきであろう．

　頸がんが「扁平円柱上皮境界（SCJ）」に初発することを考慮すれば，どんな採取法を用いるにしても，「（性成熟期で）びらんがある受診者」では，「びらん」そのものからではなく，その外縁から細胞を採取することが肝要である．

　一方，高齢者では，これ（SCJ）が頸管内に位置するために，木製スパーテルによって「初期病変」からの細胞が採取できる可能性は低い．必要に応じて頸管ブラシなどを使うべきであろうことはいうまでもない．

　20年ほど前のことである．50歳代後半の腟癌の患者が紹介されて来院した．後腟円蓋近くにあった拇指頭大の潰瘍性病変は，クスコを挿入するとその先端部分ですっぽり隠れてしまった．患者は毎年子宮がん検診を受けていたという．きわめてまれであるとはいえ「他山の石」とすべき症例であった．

文献
1) 小澤信義, 他. ベセスダシステムを用いた子宮頸癌検診の課題とその解決―不適正標本とASC-USに対する宮城の対応について―. 産婦の実際. 2010; 59: 597-603.

〈矢嶋　聰〉

Chapter 5 HPV 検査

はじめに

　がん検診のエンドポイントは，がん死亡率減少である．しかし，子宮頸がんにおいては大きな変革が起きている．検診の本来の目的は子宮頸がん死亡率を減少させることだが，その手段は子宮頸がんを早期に検出することと，高度前癌病変を早期に排除することにある．したがって，子宮頸がん検診では前駆病変である CIN 2 または 3 を代替指標（surrogate markers）として判定することが認められている．また，若年女性においては浸潤癌での死亡を避けることのみが検診の目的ではなく，上皮内癌以前の段階で診断し，子宮温存治療を行うことも重要な目的である．

　HPV 検査とは子宮頸部上皮細胞中の HPV（主に DNA）を検出する検査であり，細胞診が形態診断である細胞診に対し HPV 検査は分子診断である．HPV に感染しているという結果は「将来」病変が進行する可能性があるという予測因子となる．一方，細胞診の形態学的異常は「現在」の異常を示しているにすぎない．ハイリスク HPV の持続感染と子宮頸がんの発生における強力な因果関係が認識されたため，検診のための HPV 検査システムが開発された．この検査の効率的な利用が検診の精度を高め，かつ，費用対効果の改善に寄与する．

1 HPV 検査とは

　細胞診による子宮頸部がん検診は，死亡率減少効果に対する十分な根拠があるとされており精度の高い検診手法である．しかし，細胞診の特徴として，特異度は高い（91〜96％）が，感度が低い（44〜78％）という問題点がある．一方，HPV 検査は，細胞診に比して感度は 30〜50％ 高く（90〜95％ 以上），感度は 5％ 程度低い．HPV DNA 検査を検診に組み入れることで，検診から病変の管理を効率的に行おうという取り組みが行われている．

　HPV 検査には，① HPV テスト（HPV DNA 一括検査，グルーピング検査などとよばれる．以下，HPV テストと略す），および，② HPV ジェノタイピング（HPV DNA タイピング検査，以下，HPV ジェノタイピング検査と略す）がある．① HPV テストは子宮頸がんの原因となるハイリスク HPV 13 種類（16，18，31，33，35，39，45，51，52，56，58，59，68 型）のいずれかに感染していれば陽性となるが，どのタイプに感染しているかは判定できない．比較的安価で，子宮頸がん検診での CIN 2 以上の病変発見率が高いことが世界中で認められており，標準的な検査法である．② HPV タイピング検査は複数のタイプの混合感染も含めて，上記 13 種類のどのタイプに感染しているか詳細な情報を得ることができる．ただし，高価であることと，検診に使用する検査の標準化という点ではまだ発展途上にあり有用性は確立されていない．わが国で現在承認されている検査試薬には，「HPV DNA キアゲン HC II®（ハイブリッドキャプチャー）」，「アンプリコア® HPV」，「クリニチップ® HPV」の 3 つがある．前 2 者が HPV テストであり，「クリ

表1 日本で臨床に使用可能な HPV DNA 検査 （2011 年 10 月 1 日現在）

販売名	HPV DNA キアゲン HC Ⅱ®	アンプリコア®HPV	クリニチップ®HPV
製造販売元	キアゲン	ロシュ・ダイアグノスティックス	積水メディカル
測定方法（名称）	ハイブリッドキャプチャー法（HCⅡ法）	PCR 法	電流検出型 DNA チップ法
承認上の使用目的	子宮頸部細胞中の HPV DNA の検出．細胞診で，ベセスダシステムによって ASC-US と診断された対象のコルポスコピー・生検実施の判断の補助に用いる．	子宮頸部細胞中の HPV DNA の検出（パピローマウイルス感染症の診断の補助）．なお，細胞診で，ベセスダシステムによって ASC-US と診断された対象のコルポスコピー・生検実施の判断の補助に用いる．	13 種高リスクヒトパピローマウイルスゲノムの検出と型判別
承認年月	2002 年 1 月	2008 年 9 月	2009 年 7 月
使用できる検体	ブラシによる直接塗抹後の残り検体または LBC 検体	LBC 検体のみ	LBC 検体のみ
検査内容	13 種類の高リスク HPV グループの検出	13 種類の高リスク HPV グループの検出	13 種類の高リスク HPV の型判定
検出対象 HPV 型	16, 18, 31, 33, 35, 39, 45, 51, 52, 56, 58, 59, 68 型	同左	同左
カットオフ基準値	100,000 コピー /mL（5,000 コピー / テスト）	480 コピー /mL	（250 コピー / テスト）
保険収載	360 点（ASC-US）	360 点（ASC-US）	2000 点（CIN 1/2）
子宮頸がん検診での有効性	世界の多数例の報告で実証されている	検診での大規模検証データはまだない	検診での有効性評価はない
FDA 承認	あり	なし	なし

（日本産婦人科医会．がん部会．がん対策委員会．Office Gynecology のための婦人科腫瘍関連マニュアルより）

ニチップ®HPV」は HPV ジェノタイピング検査である．これ以外の検査法は原則的に研究目的の試薬であり，研究あるいは臨床試験としての使用に限定される．また，ASCCP の検診ガイドラインに示されている HPV ジェノタイピング検査は，13 種類のタイピングではなく，とくに悪性度（進行の可能性）の高い HPV16, 18 のみをタイピングする検査法（サービスタ，日本では未承認）であり，ジェノタイピングという用語の定義に注意が必要である．

現在，日本で使用できる HPV DNA 検査を表 1 にあげる．

a) HPV DNA キアゲン HC Ⅱ®の特徴

FDA および国内（2002 年）で最も早く承認され，世界中で 100 万例以上の臨床データをもとに子宮頸がん検診で高い CIN 2 以上の病変発見率（感度約 96％）が認められている．ハイブリッドキャプチャー法は，上記ハイリスク HPV のいずれかが存在する場合に陽性と判断される．定性検査のため，検査結果は「陽性」または「陰性」で報告される．型判定はできないが検診のために適当な感度でのカットオフが設定されている．HPV DNA 量は RLU（相対発光量）で示されるが，この値と病変とのあいだに相関はないので数値の高低と病変の有無を結び付けることはし

ない．検体は付属のHPVサンプラーブラシで頸部から擦過細胞を採取し従来法で塗抹標本を作成したのち，ブラシごと残り材料をチューブに入れて検査に提出することができる．通常，検査センターから3〜4日後に結果通知がある．専用機器を備えれば自施設でも検査可能である．また，LBCでもサーベックスブラシを使用して擦過細胞を採取し，そのまま検査に提出することが可能である．ただし，LBCの種類によっては検査不可能の場合がある．

b) アンプリコア®HPVの特徴

国内では2008年に承認されたため，検診における大規模臨床データはまだ十分にはない．PCR（ポリメラーゼ連鎖反応）法によりハイリスク型HPV群の判定を行うもので，型判定はできない．PCR法のため，極少量の液状処理細胞診検体（250μL）から検査が可能である．また，内部コントロール仕様によって検体が十分採取されているかどうかの判定ができる．LBCでの検査が想定された仕様であり，従来法での細胞診と併用する場合には，塗抹細胞とは別に擦過細胞を採取する必要がある．

2012年になって大規模臨床データが発表された．

c) HPVジェノタイピング（クリニチップ®HPV）の特徴

複数の混合感染も含めて13種類のハイリスク型HPVの感染の有無を検出する．CIN 1およびCIN 2と診断された患者に対して，タイピングを行うことが使用目的である．検診において用いられることは想定されていない．使用に関しては，CINの管理（第7章）に記す．

2 HPV検査の臨床応用

HPV検査の使用用途には，大きく，検診および治療後の経過観察の2つがある．検診における使用としては，1）細胞診ASC-USに対するHPVテストによるトリアージ，2）一次検診における細胞診とHPVテスト併用，3）一次検診におけるHPVテスト単独使用，がある．また，4）円錐切除や局所的アブレーション治療後のHPVテストも有用な臨床応用となりうる．

a) 細胞診ASC-USに対するHPVテストによるトリアージ

細胞診でASC-USと判定された場合の対処としては，①HPVテストを実施する，②6カ月以内に細胞診を再検する，③直ちにコルポスコピー・組織診をする，の3つの方法がある．海外で行われた22の臨床試験の結果，ASC-USの女性のトリアージにおいて，HCⅡは平均して8.7%〔95%信頼区間（CI）：6.9-10.5%〕にCIN 2+が，3.9%（95% CI：2.4-5.5%）にCIN 3+が発見された．全体では，HC 2の感度はCIN 2+の検出で93.1%（95% CI：91.1-95.1%），CIN 3+で95.5%（95% CI：92.7-98.2%）であった．全体での特異度は，結果がCIN 2+であった場合は62.3%（95% CI：57.6-67.1%），CIN 3+であった場合は60.5%（52.9-68.2%）であった．また，上記の②である反復細胞診を行った7つの調査で，ASC-USまたは，それより悪い結果を陽性の結果とした場合のCIN 2+の検出において比較された．感度はHC 2が反復細胞診と比較して平

均14％高く（比率：1.14；95％ CI：1.08-1.20），特異度は HC 2 と細胞診トリアージは同程度であった（比率：0.99；95％ CI：0.88-1.10）[1]．以上の結果から，①のHPVテストの実施が最も推奨されている．③の直ちにコルポスコピーを行うという選択肢はコルポスコピー陰性となる対象を増やすことになり効率的ではない．ASC-USの場合にHPVテストが陽性になる可能性は約50％である．

　細胞診ASC-USに対するHPVテストによるトリアージは，日本でも2010年4月に新規保険適応となった．保険病名は，異形成疑いなどではなく，「ASC-US」と記載すべきである．HPVテストが陽性の場合は直ちにコルポスコピー・組織診による精密検査を実施し，陰性の場合には12カ月後に細胞診を再検する．ASC-USトリアージのためのHPV検査の保険点数は360点だが，次の留意事項がある．

1. HPV核酸同定検査については，別に厚生労働大臣が定める施設基準に適合しているものとして地方厚生局長等に届け出た保険医療機関において，細胞診によりベセスダ分類がASC-USと判定された患者に対して行った場合に限り算定する（平成22年3月5日　平成22年厚生労働省告示第69号）．
2. HPV核酸同定検査は，予め行われた細胞診の結果，ベセスダ分類上ASC-US（意義不明異型扁平上皮）と判定された患者に対して行った場合に限り算定できる．細胞診と同時に実施した場合は算定できない（平成22年3月5日　保医発0305第1号　別添1）．

b) 一次検診における細胞診とHPVテスト併用

　一次検診にHPVテストを導入するための大規模な臨床試験におけるHPVと細胞診を比較したメタアナリシスを表2に示す[1]．CIN 2＋の結果であった4つの無作為化試験を含めた21の調査から，ASC-US＋（またはASC-US＋がない場合はLSIL＋）でHCⅡの感度を細胞診と比較した．全体では，HCⅡの感度はASC-US＋またはLSIL＋の細胞診異常よりも33％（95％ CI：20-47％）高かった．HCⅡの特異度は，細胞診よりも全体で6％低かった（95％ CI：0.92-0.98）．

　HCⅡと細胞診を併用したときは，CIN 2＋またはCIN 3＋の検出（ASC-US＋でカットオフ）感度は細胞診のみよりも46％（95％ CI：0.34-0.59）または35％（95％ CI：21-52％）高く，および，特異度は7％低かった（95％ CI：6-7％）．HCⅡ検査に細胞診を追加し，ASC-US以上を細胞診で陽性の結果とみなした場合は，CIN 2＋またはCIN 3＋のHCⅡの感度をそれぞれ6％および4％引き上げたが，特異度が5％（95％ CI：4-6％）および7％（95％ CI：5-9％）下がった．

　オランダにおけるPOBASCAM試験は，29〜56歳の健常者を対象とし，コントロール群には細胞診（従来法）が行われた8,575人，介入群には細胞診（従来法）＋HPV検査（PCR）が行われた8,580人の比較が行われた[2]．検診間隔（再評価期間）は5年で，平均観察期間は7.2年（6.5〜8.2年）であった．その結果，初回検診のHPV検査併用群では，CIN 3以上の検出率が細胞診群に比較して1.7倍の病変を検出した．その5年後の2ラウンド検診では，病変発見率は0.55倍に減少していた．また，コントロール群では6年後に2度目の病変発見のピークがくるのに対し，介入群では6.5年以上のフォローアップ期間全体でCIN 2, 3とも発見率に有意差がなかっ

表2 CIN 2 または CIN 3 以上の検出における一次検診での HPV テスト 対 細胞診の相対的精度，または組み合わせ検診対一方の検査の相対的精度（文献1より改変）

比較（検査1/検査2）	結果	相対感度 まとめた推定（95% CI）	範囲	調査数	相対特異度 まとめた推定（95% CI）	範囲	調査数
HCⅡ/細胞診（ASC-US＋）	CIN2＋	1.29（1.17-1.43）	0.87-2.93	1	0.96（0.95-0.97）	0.86-1.10	1
HCⅡ/細胞診（LSIL＋）		1.42（1.27-1.59）	1.09-2.35	9	0.90（0.89-0.92）	0.67-1.03	6
HCⅡ/細胞診（ASC-US/LSIL＋）		1.33（1.20-1.47）	0.91-2.93	1	0.94（0.92-0.98）	0.67-1.10	1
PCR/細胞診（ASC-US＋）		1.27（1.06-1.53）	0.75-3.57	4	0.98（0.94-1.02）	0.86-1.08	3
PCR/細胞診（LSIL＋）		1.61（0.84-3.09）	0.82-5.10	2	0.92（0.89-0.95）	0.81-1.00	1
				1			9
				8			6
				3			3
HCⅡ/細胞診（ASC-US＋）	CIN3＋	1.32（1.06-1.64）	0.97-2.63	1	0.98（0.97-1.00）	0.90-1.10	7
HCⅡ/細胞診（LSIL＋）		1.31（1.13-1.53）	0.97-2.32	0	0.94（0.93-0.96）	0.85-1.03	7
				9			
細胞診（ASC＋）& HCⅡ/細胞診（ASC-US＋）	CIN2＋	1.46（1.34-1.59）	1.06-2.30	1	0.94（0.93-0.94）	0.89-0.96	1
細胞診（ASC＋）& HCⅡ/細胞診（ASC-US＋）	CIN3＋	1.35（1.21-1.52）	1.02-2.18	1	0.93（0.93-0.94）	0.89-0.95	0
				7			5
細胞診（ASC-US＋）& HCⅡ/HCⅡ＋	CIN2＋	1.06（1.05-1.06）	1.02-1.37	1	0.95（0.94-0.96）	0.81-0.99	1
				1			0
細胞診（ASC-US＋）& HCⅡ/HCⅡ＋	CIN3＋	1.04（1.03-1.05）	1.02-1.17	7	0.93（0.91-0.95）	0.81-0.99	5

た．これらの結果から，HPV 併用検診では検診間隔を 5 年以上に延長できる可能性があるとしている．

　カナダにおける細胞診（従来型）と HPV テスト（HCⅡ）を無作為に比較した北米で最初の大規模研究は対象者が 10,456 名（30〜69 歳）でモントリオール，セントジョンズで行われた[3]．その結果，CIN 2＋の病変発見の感度は，細胞診のみ 56.4％，HPV テストのみ 97.4％であったが，細胞診と HPV 検査併用した場合は 100％であった．特異度はそれぞれ，97.3％，94.3％，92.5％であった．

　イタリアでは，細胞診（従来型）と HPV テスト（HCⅡ）＋細胞診（LBC）を無作為に比較した研究が対象者 33,364 名（35〜60 歳），参加 9 施設に対して行われた[4,5]．細胞診（従来型）と HPV 検査＋細胞診（LBC）の比較が行われた．細胞診（従来型）と細胞診（LBC）の CIN 2＋発見の感度はほぼ同等であった．HPV 検査＋細胞診（LBC）から 75 例の CIN 2＋が発見され，その内訳は細胞診 ASC-US 以上は 54 例，HPV 検査陽性は 73 例であった．また，細胞診 ASC-US で HPV 検査陰性の 845 例からは高度病変はみつからなかった．CIN 2＋発見の感度は HPV テストでは 97.3％，細胞診（LBC）では 74.3％であった．一方，特異度は，HPV テストでは 93.2％，細胞診（LBC）では 94.3％であった．35〜65 歳の女性では，HPV テストのみによる検診は細胞診（従来型）よりも高い CIN 2＋の検出感度があった．細胞診（LBC）に HPV テストを追加すると，細胞診のみの場合よりも CIN 2＋検出の感度が大きく向上する．

```
                        細胞診＋HPV 検査
         ┌──────────┬──────────┼──────────┬──────────┐
    細胞診陰性   細胞診陰性   細胞診 ASC-US  細胞診 ASC-US  細胞診 LSIL 以上
    HPV（−）    HPV（＋）    HPV（−）     HPV（＋）     HPV（＋）or（−）
       ↓          ↓           ↓            ↓             ↓
    細胞診＋HPV  細胞診再検＋HPV  細胞診再検    精密検査       精密検査
    （3 年後）   （12 カ月後）   （12 カ月後）  （コルポ診）    （コルポ診）
              ┌──────┼──────┐
         細胞診陰性  細胞診陰性  細胞診 LSIL 以上
         HPV（−）   HPV（＋）
            ↓         ↓          ↓
         細胞診＋HPV  精密検査   2006 ガイドラインに
         （3 年後）  （コルポ診）  従いフォローアップ
```

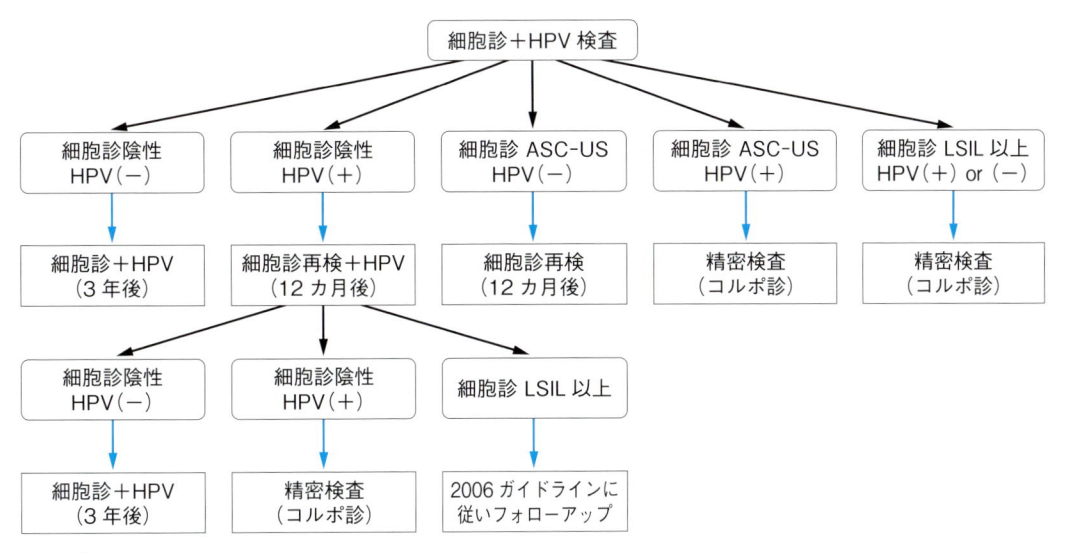

図1 細胞診＋HPV 検査併用の検診（2006 ASCCP コンセンサスガイドライン）（文献 8 より改変）

　多くの臨床試験の結果から CIN 2 以上の病変に対する細胞診のみの感度は 48〜78％程度と報告されているが，HPV 検査を併用することでほぼ 100％の感度が得られる[1]．アメリカの産婦人科学会勧告では細胞診と HPV 検査が両方陰性だった場合，異形成あるいはがんが見逃される危険性は 1/1,000 程度であると報告された[6,7]．HPV 検査のもう一つのメリットは検診精度を上げることにより検診間隔を延長できるということである．HPV 感染の自然史や臨床研究を総合的に判断すると細胞診と HPV 検査が両方陰性だった場合，もし新しいパートナーを得たとしても 3 年以内の再検査は必要ないという勧告が打ち出され，エビデンスレベル A とされた（図1）[8]．

　HPV 陽性で細胞診が陰性の女性の取り扱いに関して，英国，スウェーデンおよびオランダ（POBASCAM）[2]の調査の結果では，1 年後に細胞診と HPV で検査を繰り返すことにより安全に管理できることを示唆しており，これはいくつかの継続した試験でさらに考察されている．HPV テストに細胞診を追加しても全体の感度はほとんど向上しないが，特異度が下がる．したがって，実際の管理においては ASCCP のガイドラインのように[7]，細胞診陰性・HPV 陽性の場合には，直ちにコルポスコピー・組織診とせずに 1 年後の検診として，特異度の低下を防ぐ．そのときに両方陰性であった女性はルーチン検診に戻り，陽性であった場合はコルポスコピーの対象とする．すなわち，細胞診異常がない女性または一過性感染を有していると考えられる女性に対しての精密検査や過度の治療を避けることを意図している．

　アメリカでは，当初 30 歳以上の女性に対し，HPV 検査併用検診を実施した場合，HPV 検査の陽性者があまりにも多くなりすぎるのではないかという心配があった．しかし，Kaiser 検診財団（カリフォルニア）の 2003 年から 5 年間の成績によって実際にはそれは杞憂であることが示された．58 万人以上に及ぶ累積の子宮頸がん受診者によるデータによれば，細胞診と HPV テスト併用検診受診者の 6.27％が HPV 陽性で，細胞診が正常で HPV 陽性となったのは全体の

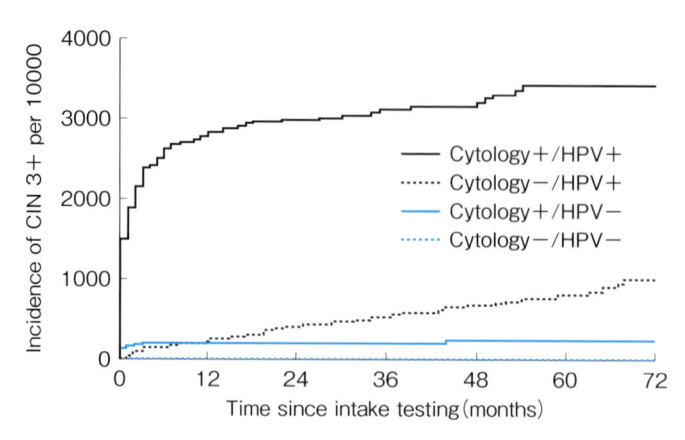

図2 ベースラインでの細胞診およびHPVテスト成績からの CIN 3 の累積発生率（ヨーロッパ）（文献 10 より改変）

3.99%であった[9]．

　ヨーロッパ7カ国における，細胞診およびHPVテストによる検診後の6年後の累積病変発見率が，Dillnerらによって報告されている[10]．これによれば，HPV陰性であった例からのCINの発生は有意に少なく，とくに，細胞診とHPVテストの両者が陰性の場合に6年までの間の累積CIN 3+の発生は著しく少なかった（0.28%）（図2）．この結果は，HPVテストによる検診は，費用対効果に優れ，検診間隔が6年であっても安全であることが示された．

　われわれは，日本における細胞診およびHPVテストによる検診（2,931 例）の評価を行うために多施設共同で行った[11]．CIN 2以上を診断した精度は表3に示す．これまでの海外で報告された成績と同様であり，HPVテストが高い精度で子宮頸部病変を診断することが示された．さらに，検診後3年間の経過観察により，検診を受けた女性からのCIN 2およびCIN 3の発生状況が報告された．細胞診およびHPVテストの両者陰性例では，その後の3年間にCIN 3や浸潤癌になった例はなかった（図3）．CIN 2に2例（0.2%）が進展したのみであった．一方，細胞診陰性・HPVテスト陽性の場合，速いものは1年でCIN 3に進展し，3年間に全体の16%がCIN 2-3に進展した[8]．この結果は上述の海外と同様のものであり，日本でも細胞診およびHPVテスト併用を導入することにより，検診間隔を3〜5年以上にあけることが可能になり，安全で費用対効果に優れた検診が期待できることが示された（「コラム：細胞診・HPV 併用検診」に5年経過の結果を記載，p54）．

　以上の成績は，日本においても細胞診・HPVテスト併用検診の導入により，検診間隔をあけ

表3 わが国における細胞診およびHPVテストの精度

	感度	特異度	陽性反応的中度（%）	陰性反応的中度（%）
(1) 細胞診	86.0	93.6	19.1	99.7
(2) HPVテスト	94.0	91.5	16.1	99.9
(3) 両者併用	100	89.7	14.4	100

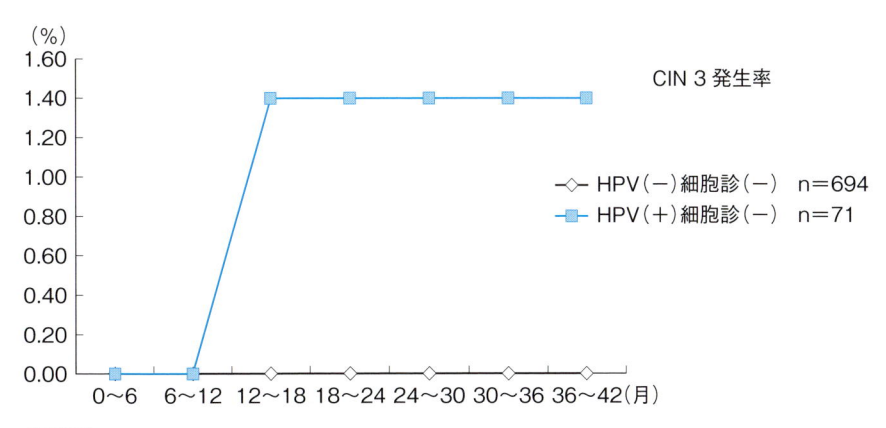

図3 ベースラインでの細胞診および HPV テスト両者陰性からの CIN 3 累積発生率（島根県立中央病院）

表4 細胞診，HPV 検査による検診の費用対効果試算（文献2より）

	細胞診のみ （隔年）	細胞診のみ （毎年）	細胞診＋HPV
年間検診費用 （受診者1人あたり）	¥3,250	¥6,382	¥3,636
3年間で発見できる CIN 2以上	181	186	185
3年間で発見できない CIN 2以上	13（17）	3	0

ることが可能になることを示唆している．検診間隔をあけることは直接的にコストの削減につながる．検診精度および検診費用について「細胞診のみの毎年検診」，「細胞診のみの隔年検診」，「細胞診，HPV 検査併用の検診」の3つの場合の費用対効果に関して数学的モデルを用いて試算した（表4）．

試算前提を以下に列挙する．
① 検診対象を30歳以上60歳未満の女性とする．
② 検診費用は細胞診が6,600円，HPV 検査が3,500円とする．
③ 対象集団への新たな受診者の流入やドロップアウトはないものとする．
④ 精密検査の病変検出感度を100％と仮定する．
⑤ CIN 1 以上の細胞診異常が発見された場合は治療（または保険医療）にてフォローアップを行うとし，次年度から検診対象から除外する．
⑥「細胞診のみの検診」の場合，ASC-US（atypical squamous cells of undetermined significance）以上の細胞診異常であれば精密検査を実施する．
⑦「細胞診と HPV 検査併用検診」の場合，どちらも陰性であれば次回検診は3年後，HPV 検査のみ陽性の場合には1年後に再検し同じ結果が出れば精密検査，細胞診陽性の場合は

HPV 検査の結果に関わらず，精密検査を実施する．

⑧ 受診者1人当たりの年間検診費用は細胞診のみの隔年検診では 3,250 円，細胞診のみの毎年検では 6,382 円，HPV 併用検診では 3,636 円であった．すなわち，細胞診毎年検診を「1」とすると，細胞診隔年検診のコストは「0.51」であるが，細胞診 -HPV 検査併用検診のコストは「0.57」となり，隔年検診に比して費用はそれほど増加しない．一方，3年間で CIN 2 以上の病変が見逃される確率は細胞診隔年検診の場合 13 人（4 年で 17 人），細胞診毎年検診の場合 3 人，HPV 検査併用の場合は 0 人である．

つまり，HPV 併用検診により検診精度を向上させるのみならず，検診間隔をあけることでコスト削減にもつながるのである．コストが同等で，検診での見逃しを限りなくゼロに近づけられるのであれば HPV 検査併用検診の導入に躊躇する理由はない．

c）一次検診における HPV テスト単独使用，その後に細胞診でトリアージ

CIN 2＋の検出において，細胞診と比べて HPV テストの感度が大幅に高いことは明らかである．しかし，HPV 検査は主に，細胞に変化を及ぼしていない一過性の感染を検出するものであるため，細胞診よりもいくぶん特異度が低い．基本的な観念では，このような状況ではまず感度の高い検査（すなわち HPV テスト）を適用し，さらに特異度の高い検査（すなわち細胞診）は管理の決断のために HPV 陽性の女性のみで使用すべきである．HPV テストを単独で一次スクリーニングの方法として使用するこのアプローチには，いくつかの利点がある．HPV DNA アッセイは，自動的で客観的，さらに感度の高い検査を提供する．このことによりさらに優れた品質管理を行え，訴訟請求の根拠を少なくする．そのため細胞診は HPV 陽性である 5〜15％の女性専用にできる．これは質の高い細胞診につながり，細胞診の焦点を絞ることができる．さらに，HPV 陰性の ASC-US/LSIL の不要なトリアージを避けられる．長い検診間隔であっても安全である可能性が高く，検診費用と利便性が向上する．

b）で述べた細胞診と HPV テスト併用検診のデータ，あるいは，最近の細胞診と HPV テストランダム化比較試験においては，高度 CIN および子宮頸がんに対する感度が，HPV テスト単独の場合でも HPV・細胞診検査併用と同等であるという結論が得られた[12]．この結果は，子宮頸がんの一次検診としての HPV テストを単独で利用する根拠を強く示したものであった．これらの結論をもとに，2011 年にオランダでは対策型子宮頸がん検診の一次手段として HPV テストを正式に採用することが決定した．その背景には，オランダにおける医療経済のモデル研究が費用節約のために検診回数減少について検討したところ，HPV 陽性女性への細胞診トリアージを伴う一次 HPV テストは有効で，検診に関わる費用増加がないことが重要であった．

また，インドでのクラスター無作為化試験では，HPV テスト（HCⅡ）ががん罹患率・死亡率ともに減少させる効果があると報告された[13]．対象年齢：30〜59 歳は 131,746 名が組み込まれ，観察期間は 2000 年 1 月〜2007 年 12 月の 8 年間であった．この試験では 52 の村を 13 ずつ 4 群に分けて，HPV テスト，細胞診，VIA による検診が 1 回のみ各クラスターに提供された．一方，対照群はこの地区の現状と同様に検診が提供されず，従来どおりに必要に応じて標準的診療が行われた．8 年間の観察期間中，HPV 陰性の群の子宮頸がんによる死亡者はゼロであった．Stage

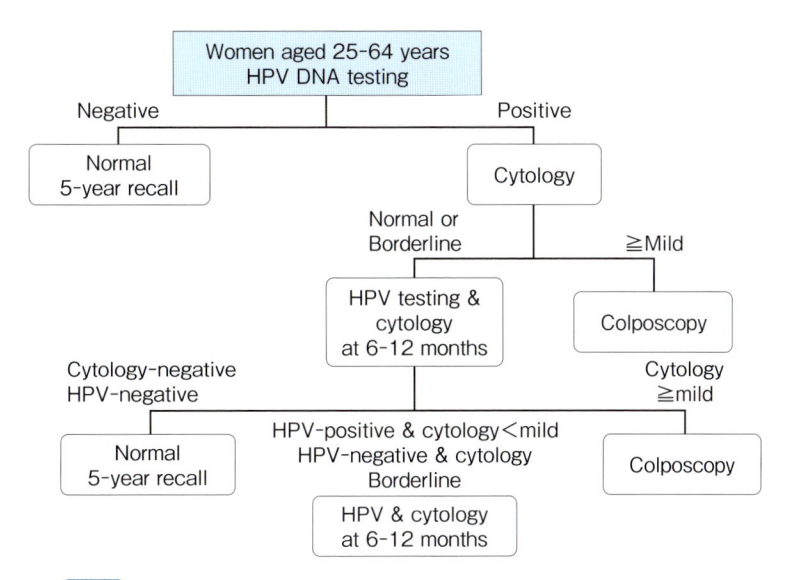

```
                    ┌─────────────────────────┐
                    │  Women aged 25-64 years │
                    │    HPV DNA testing      │
                    └─────────────────────────┘
              Negative │              │ Positive
            ┌──────────┘              └──────────┐
      ┌───────────┐                         ┌──────────┐
      │  Normal   │                         │ Cytology │
      │5-year recall│                       └──────────┘
      └───────────┘                    Normal or │        │ ≧Mild
                                       Borderline│        │
                                    ┌────────────┘        └──────────┐
                                ┌──────────────┐              ┌────────────┐
                                │ HPV testing &│              │ Colposcopy │
                                │   cytology   │              └────────────┘
                                │at 6-12 months│                Cytology
                                └──────────────┘                ≧mild
      Cytology-negative │                │                      │
      HPV-negative      │                │                      │
              ┌─────────┘                │                      │
      ┌───────────┐      HPV-positive & cytology＜mild    ┌────────────┐
      │  Normal   │      HPV-negative & cytology         │ Colposcopy │
      │5-year recall│            Borderline              └────────────┘
      └───────────┘              │
                        ┌──────────────┐
                        │ HPV & cytology│
                        │ at 6-12 months│
                        └──────────────┘
```

図4 HPV 検査を単独で行う子宮頸部検診として提唱されている アルゴリズム

II 以上のがん罹患リスクは，コントロール群と比較して HPV テスト群で 0.47, 死亡リスクは 0.52 と有意に低く，HPV 検査だけが細胞診や VIA による検診に比べ，浸潤癌による死亡者減少効果を示した．

HPV 検査は子宮頸がん検診方法のうち，最も客観的かつ再現性の高い検査法であり，トレーニングや専門性は他の検診ほど必要ではない．この候補となるアルゴリズムを図4に示している．さらに，検診開始時期の課題，適切な検診間隔についてまだ議論があり検討の余地はある．HPV 検査に基づいた検診を，系統立った対策型検診の一部として導入するための評価を行うことが必須である[1]．

d) CIN 3 治療（円錐切除）後の HPV DNA 検査

CIN 3 の場合，HPV DNA 検査陽性はほぼ 100％であるが，円錐切除後には約 80％が陰性化する．HPV DNA 検査陰性例からは再発例はほとんどないが，陽性例からは約 50％が再発する可能性がある．円錐切除後の組織修復には約 6 週間が必要であり，6 週以内の細胞診には異型修復細胞が出現し細胞診異常と判定されやすいので，円錐切除後の細胞診は，6 週以降に行うことが大切である．よって円錐切除後の HPV DNA 検査と細胞診の両者が陰性の場合には，通常の検診間隔も可能であるが，HPV DNA 検査陽性の場合には頻回の受診指導や再治療が必要となる．実際にオーストラリアでは，ハイリスク HPV 検査（主に HC II）と細胞診の併用方法で経過観察されている．

3 HPV検査による社会的心理反応

子宮頸がん検診においてHPV検査は，①検診感度が上がる，②腺癌の見逃しが少なくなる，③検診間隔をあけることができる，④高度な技術を要しない客観的な評価ができる，など非常にメリットが高い．

デメリットとは，若年層に対してHPV検査が行われた場合に発生する．20代の若年層ではHPV感染率は高いが，ほとんどが自然消失するためHPV検査が検診偽陽性となる確率が高く，HPV検査をすることが受診者にとって余分な精神的負担となる可能性がある．よってHPV検査によるスクリーニングは30歳以降で行うべきである．

子宮頸がんの発生がHPVに起因していること，そのHPVの感染経路は性交渉であるが，いわゆる性感染症（STD）ではなく，性感染（STI）であることを正しく理解しなければならない．HPVに感染すること自体は病気ではなく，HPVは性交渉の経験のある女性の80％が生涯に一度は感染するといわれており，その90％は1～2年で消失する．性に関するnegativeな印象をもち性教育の徹底していない日本においては，中途半端な情報提供が子宮頸がんへの偏見をきたす危険性がある．

医療者はHPV検査が陽性となった女性への説明を正しく行う義務がある．ポイントは，①セックスパートナーが生涯に1人であっても子宮頸がんになることがあること，②HPVは非常にありふれたウイルスでHPV感染そのものは病気ではなく，一時的なHPV感染は何の問題もないこと，③子宮頸がんはありふれたHPV感染のまれな合併症であること，④HPV感染はパートナーの不貞を意味しない，ことなどである．またHPV感染予防に対するコンドームの使用に関してはエビデンスがないことも説明するとよいだろう．

文献

1) Cuzick J, Arbyn M, Sankaranarayanan R, et al. Overview of human papillomavirus-based and other novel options for cervical cancer screening in developed and developing countries. Vaccine. 2008; 26S: K29-K41.
2) Bulkmans NW, Berkhof J, Rozendaal L, et al. Human papillomavirus DNA testing for the detection of cervical intraepithelial neoplasia grade 3 and cancer: 5-year follow-up of a randomised controlled implementation trial. Lancet. 2007; 370: 1764-72.
3) Mayrand MH, Duarte-Franco E, Franco EL. Canadian Cervical Cancer Screening Trial Study Group. Human papillomavirus DNA versus Papanicolaou screening tests for cervical cancer. N Engl J Med. 2007; 18(357): 1579-88.
4) Ronco G, Segnan N, Giorgi-Rossi P, et al. New Technologies for Cervical Cancer Screening Working Group. Human papillomavirus testing and liquid-based cytology: results at recruitment from the new technologies for cervical cancer randomized controlled trial. J Natl Cancer Inst. 2006; 98: 765-74.
5) Ronco G, Giorgi-Rossi P, Carozzi F, et al. New Technologies for Cervical Cancer Screening Working Group. Results at recruitment from a randomized controlled trial comparing human papillomavirus testing alone with conventional cytology as the primary cervical cancer screening test. J

Natl Cancer Inst. 2008; 100: 492-501.
6) Wright TC Jr, Schiffman M, Solomon D, et al. Interim guidance for the use of human papillomavirus DNA testing as an adjunct to cervical cytology for screening. Obstet Gynecol. 2004; 103: 304-9.
7) Wright TC Jr, Massad LS, Dunton CJ, et al. 2006 ASCCP-Sponsored Consensus Conference. 2006 consensus guidelines for the management of women with abnormal cervical screening tests. J Low Genit Tract Dis. 2007; 11: 201-22.
8) ACOG Practice Bulletin, Number 109. Obstet Gynecol. 2009; 114: 1409-20.
9) Castle PE, Fetterman B, Poitras N, et al. Five-year experience of human papillomavirus DNA and Papanicolaou test cotesting. Obstet Gynecol. 2009; 113: 595-600.
10) Dillner J, Rebolj M, Birembaut P, et al. Joint European Cohort Study. Long term predictive values of cytology and human papillomavirus testing in cervical cancer screening: joint European cohort study. BMJ. 2008; 337: a1754.
11) 今野　良，岩成　治．HPV DNA 検査．化学療法の領域．2010; 27: 323-34.
12) Ronco G, Giorgi-Rossi PN, Cuzick J, et al. New Technologies for Cervical Cancer screening(NTCC) Working Group. Efficacy of human papillomavirus testing for the detection of invasive cervical cancers and cervical intraepithelial neoplasia: a randomised controlled trial. Lancet Oncol. 2010; 11: 249-57.
13) Sankaranarayanan R, Nene BM, Shastri SS, et al. HPV screening for cervical cancer in rural India. N Engl J Med. 2009; 360: 1385-94.

〈林　由梨，今野　良〉

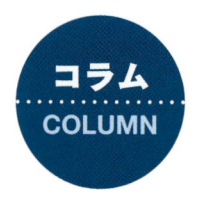

コラム COLUMN 細胞診・HPV 検査併用検診

　最近，20，30 歳代の若年者の子宮頸がんが急増する一方，妊婦の高齢化が進み，妊娠前に子宮頸がん・前癌病変に罹患する例が増えてきたため，検診によって前癌病変（CIN 2，3，上皮内癌）で発見し，妊孕能が温存できる円錐切除治療での完治が必須となってきた．すなわち，検診の目的は早期癌ではなく前癌病変の発見といえる．

　しかし，従来からの細胞診単独検診の前癌病変検出感度は 70％と低く，効率もよくない．近年，子宮頸癌の原因である高リスク HPV 感染の有無が一括して判定できる検出感度の高い HPV 検査（安価）と，特異度の高い細胞診を組み合わせた細胞診・HPV 検査併用検診（併用検診）ができるようになった．

　併用検診のトリアージは図のようにして行う．併用検診の前癌病変検出感度は 100％，特異度は 94％，陰性反応的中度は 100％であり，精度は非常に高い[1]．一方，両者陰性例（約91％）の受診間隔は 3 年，細胞診陰性・HPV 陽性例または細胞診 ASC-US・HPV 陰性例（約 6％）は 1 年後受診でよいため非常に効率的である．

　今後，子宮頸がん予防ワクチン接種が普及すれば，前癌病変は約 70％程度減少する．よって，激減する高リスク HPV 持続感染者の絞込みが可能な併用検診は，ワクチン時代にも適応可能な効率的な検診といえる．

　この併用検診を 5 年間行い以下の結果を得た[2]．①5 年間に両者陰性例から浸潤癌の発生はなかった，②若年者の受診率が 1.5 倍上昇して 50％に達した，③上皮内癌が 1.5 倍に増加し，浸潤癌が漸減してきた，④CIN 3 に対する円錐切除例は増加し，その後に多くの生児を得るこ

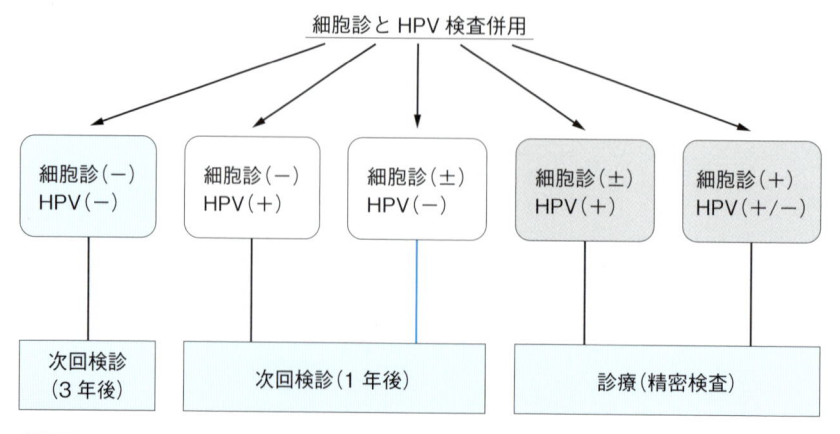

図 5 細胞診・HPV 検査併用検診のトリアージ（細胞診 ± は ASC-US）

とができた，⑤行政の検診助成費を 30％削減できた．

併用検診の未受診者がゼロになれば，浸潤癌は限りなくゼロになる．

■ 文献

1) 今野　良，岩成　治．HPV DNA　検査．化学療法の領域．2011; 27: 323-34.
2) 岩成　治．子宮頸癌検診受診率向上への取り組み―日本初の細胞診・HPV DNA 検査併用検診で受診率向上・高精度化・効率化達成―．臨床婦人科産科．2010; 64: 288-97.

〈岩成　治〉

5 HPV 検査

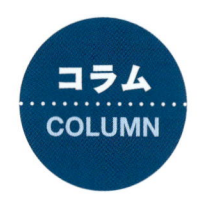

コラム COLUMN 最新版　米国における子宮頸がん検診の勧告

　2012年3月15日，米国では新しい子宮頸がん検診のガイドラインがU.S. Preventive Services Task Force（USPSTF），および，American Cancer Society/American Society for Colposcopy and Cervical Pathology/American Society for Clinical Pathology（ACS/ASCCP/ASCP）から，それぞれ独立して発表された．USPSTFはこれまで，細胞診のみを用いる保守的なガイドラインを示してきたが，今回，はじめてHPVテストの併用を勧告している．両者のガイドラインの主な内容を表5にまとめた．

表5　USPSTFおよびACS/ASCCP/ASCPガイドライン

対象	USPSTF[1]	ACS/ASCCP/ASCP[2]
21歳未満	検診には反対 Grade：D	性交開始年齢や他の危険因子に関わらず検診を受けるべきでない．
21〜29歳	細胞診による3年間隔の検診を推奨 Grade：A	細胞診のみによる3年間隔の検診を推奨
30〜65歳	細胞診による3年間隔の検診を推奨，あるいは，検診間隔を延ばしたい女性では細胞診とHPVテスト併用による5年間隔の検診を推奨 Grade：A	細胞診とHPVテスト併用による5年間隔の検診をより望ましいと推奨．ただし，細胞診による3年間隔の検診も認められる．
65歳超	以前に適切な検診を受けていて，子宮頸癌のハイリスクでなければ検診には反対 Grade：D	以前の検診で適切かつ陰性の根拠がある[3]．または，最近20年以内にCIN2以上の既往がない女性は検診を受けるべきではない．たとえ，新しいセクシャルパートナーを得たなどのいかなる理由があっても検診を再開すべきではない．
子宮全摘後	子宮頸部を含む子宮全摘後で，CIN2または3，子宮頸癌の既往がない女性の検診には反対 Grade：D	いかなる年齢の子宮頸部を含む子宮全摘後の女性は腟癌の検診を行うべきではない．適切かつ陰性の根拠は必要ない．たとえ，新しいセクシャルパートナーを得たなどのいかなる理由があっても検診を再開すべきではない．
HPVワクチン接種後	ワクチン接種後の女性も検診を続けるべき．	ワクチン接種の状態に関わらず，検診は変更すべきではない．

これらのガイドラインは一般の人々を対象に作成されたもので，1）子宮頸癌の既往歴，2）diethylstilbestrol（DES）への暴露，3）免疫抑制状態（例：HIV感染など）のような高危険群を想定したものではない．

[1] USPSTFの勧告は，真の便益，すなわち，便益から弊害を差し引いたものに基づいている．A grade；介入により相当に大きな真の便益を受ける，B grade；中等度の真の便益を受ける，C grade；小さな真の便益を受ける，D grade；真の便益がない，または，負の便益（すなわち，弊害が便益を上回る）と定義している．D gradeの勧告は，その実施に反対することを示している．

[2] ACS/ASCCP/ASCPの内容の大部分は，「強い」勧告であり，今後の検討によっても容易に変わらない質の高いエビデンスと便益と弊害のバランスに基づいている．

[3] 以前の適切かつ陰性の検診とは，検診を止める前の10年間における3回の連続した陰性，または，2回の連続した細胞診とHPVテスト併用検診，過去5年以内で最近の検診を指す．

注意すべきなのは，子宮頸がん検診の検診間隔を3年または5年と延ばすことによって，得られる時間や費用，手間などを，他の検診（乳癌や骨粗しょう症）あるいはSTI，ホルモン補充療法，リプロダクティブヘルスなどに向けるべきであるという背景があることを理解すべきである．決して，女性が産婦人科外来を受診することを妨げているのではなく，女性の健康維持・促進のために有効な医療資源の活用をすべきであるという考え方である．

■ 参考

USPSTF（http://www.uspreventiveservicestaskforce.org/uspstf/uspscerv.htm）.
ACS/ASCCP/ASCP（http://onlinelibrary.wiley.com/doi/10.3322/caac.21139/full．

〈今野　良〉

Chapter 6 コルポスコピー，生検

はじめに

　子宮頸部病変の正確な病理診断のためには，コルポスコープにより正しく観察され，酢酸などで適切に処理された子宮頸部から確実に病変部を狙い生検する必要がある．コルポスコープを併用しない場合の子宮頸部生検による正診率は高くないが，その併用によりこの率を高められる[1]．コルポスコープとは，5～40倍の低倍率双眼拡大鏡であり，1925年にHinselmannによって開発された．コルポスコピーと生検による組織診断は子宮頸部病変の評価に必須であるが，その習得は必ずしも容易とはいえず，施術者によってその結果に大きな差が生じる[2]．ここではコルポスコピーの手順と狙い生検について述べ，IFCPC（International Federation for Cervical Colposcopy and Pathology）分類（Barcelona 2002）に基づいた日本婦人科腫瘍学会によるコルポスコピー所見分類について概説する．

1 適応

　検診などで子宮頸部扁平上皮病変が疑われた場合が適応となる．詳しくは他章を参照されたい．

2 必要な器具

　コルポスコープ，腟鏡（黒メッキのものが好ましい），摂子，頸管摂子，生検用（パンチ）鉗子，頸管キュレット，3～5％酢酸溶液（綿球に浸す），綿球（粘液・血液除去，酢酸加工用），耳科または眼科用摂子，細胞診を採取する場合にはその器具，止血用タンポンまたはガーゼ，止血剤（アルト®など）．

　コルポスコープはCarl Zeiss社，オリンパス社，Leica社など数社から販売されている．スコープ本体は支持台とアームにより接続され，ピントは通常はスコープ本体を前後させて調節する．倍率は5～40倍程度の範囲で変えることができる．また，血管病変を見やすくするための緑色フィルターがついている．

　腟鏡は，クスコ式や桜井式などを適宜使用するが，黒メッキが施されているタイプが望ましい．通常の腟鏡だとスコープに取り付けられた照明が腟鏡に反射して見づらくなり，写真もうまく撮影することができない．

　生検用パンチは，歯が鋭利な状態でなければならない．歯が鈍であると，病変をもぎとるようになり，組織の挫滅によって正しい組織診断ができなくなるだけでなく，生検時の患者の痛みも増す．

　Squamo-columnar junction（SCJ）が頸管内に内反しているような場合〔後述の不適例（UCF）〕，子宮頸管内組織をキュレットによって採取すると組織診の正診率が上がる．

3 手順

a）腟鏡の固定

照明による反射を避けるための黒メッキが施された腟鏡を用いる．子宮腟部を完全に露出させ，充分な視野がとれるように適切なサイズ・形状の腟鏡を用いなければならない．また，コルポスコープを両手で操作できるように腟鏡が腟内に固定されるのが望ましい．

b）子宮腟部の観察

まず肉眼により子宮腟部を観察し，ついでコルポスコープによって観察する．この段階ではまだ酢酸は用いない．酢酸処理による子宮腟部の変化を確実に観察するためと，コルポスコープの試験操作を行うためと，2つの理由により酢酸処理前にコルポスコープで子宮腟部を観察する必要がある．とくに，後述するコルポスコピー所見分類の「白色上皮」は，酢酸加工前に見えなかったものが酢酸加工によって見える，ということが診断の根拠になるため，酢酸加工前に子宮腟部をコルポスコープによって観察することは重要である．また，肉眼的浸潤癌などの場合，これだけで病変を発見できることもある．なお，子宮腟部の細胞を採取する際には，コルポスコピー実施前に行う．ただし，その場合は擦過により表皮の剥脱，出血が起こるので注意が必要である．

c）酢酸処理

乾いた綿球で頸管粘液を拭き取った後，3～5％酢酸溶液をたっぷりと浸した綿球で子宮腟部を加工する．さらに乾綿球，酢酸綿球を交互に使いながら頸管粘液や小出血を除去し，可能な限り子宮腟部を観察しやすく酢酸加工する．また，酢酸の効果は数分で薄れ始めるので，適宜この処理を追加する．まれに，酢酸の刺激で痛みを訴えることがある．

d）コルポスコープの操作

低倍率から子宮腟部の観察を始める．通常，ピント合わせはスコープ本体を前後することにより行う．酢酸加工後ただちに所見が現れる場合もあるが，通常1分以降に変化が現れるので，十分に時間をかけて観察する．観察の最中でも酢酸の効果が薄れてくれば再度酢酸処理する．両眼で子宮腟部を確実に中央に捉える必要がある．慣れないと無意識に利き目だけで見てしまう．この場合，写真撮影をすると自分が観察した視野の中央と，写真の中央が一致せずにずれた印象の写真になるのでわかる．観察した所見をコルポスコピー所見分類（後述）に従って記述する．さらに所見をスケッチするか写真撮影して子宮腟部のどの部位に病変があるのかがわかるようにする．

e）狙い生検

コルポスコープ観察下，病変部をパンチ生検する．パンチの歯が鋭利でないと生検時の痛みが強く，患者に無用な苦痛を与えることになる．細胞診などで異常が出ているにもかかわらずコル

ポスコピーでは病変を認めないか，所見に自信がもてない場合はSCJの4方向からランダム生検を施行する．耳科または眼科用摂子を使うと鉗子から生検組織を取り出しやすい．また，SCJが頸管内に内反している場合は，パンチバイオプシーに加えてさらに頸管内をキュレットする．各検体は採取部位がわかるように番号を付して病理検査に提出する．

f）止血操作

生検部位を含め，子宮腟部を乾綿球で圧迫止血する．止血のためにアルギン酸ナトリウムパウダー（アルト®）を使用してもよいが，その後に生検をするとパウダー末が組織検体に混入することがあるので，病理診断時に注意する．腟内にタンポンかガーゼを挿入して検査を終了する．タンポンかガーゼは4〜5時間後に患者本人に自分で抜いてもらう．抜去後に月経時を超えるような出血が続く時は来院が必要であることを説明しておく．一度止血しても1〜2週間以内に再出血することがあることを患者に伝えておく．

4 コルポスコープによるsquamo-columnar junction（SCJ）と扁平上皮化生の観察

子宮頸管上皮は1層の円柱上皮で覆われているが，思春期以降はこれが外反して子宮腟部に露出してくる．これにより酢酸加工でうすいピンクの子宮腟部の重層扁平上皮と，ブドウの房状に見える子宮頸管の円柱上皮の接合部（SCJ）をコルポスコープによってくっきりと観察できるようになる（図1）．SCJは細胞の増殖・分化が活発に行われる部位であり，加齢に伴いこの部位から外子宮口に向かって円柱上皮は次第に化生扁平上皮によって覆われていく．この結果，本来あったSCJの内側に，化生上皮によって2次的に形成された新たなSCJが形成される（図2）．本来のSCJと2次的なSCJをコルポスコピーによって区別することはきわめて困難である．し

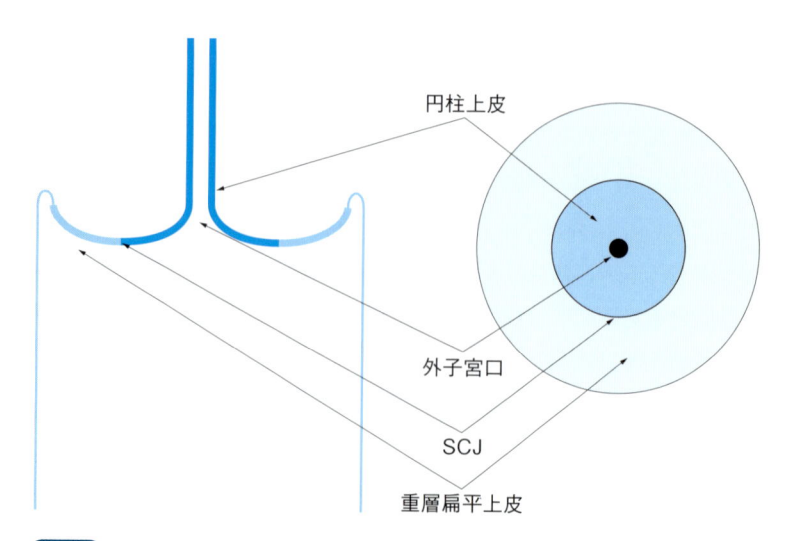

図1　思春期以降の子宮腟部の構造

3〜5％酢酸処理によりsquamo-columnar junction（SCJ）をくっきりと観察することができる．

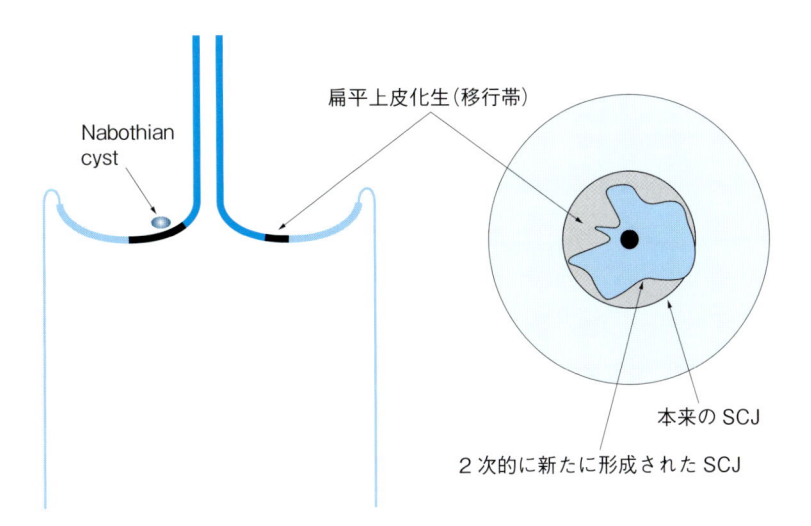

図2 Type I 移行帯

加齢とともに円柱上皮が化生扁平上皮によって覆われ，2次的に新たなSCJが形成される．本来のSCJと2次的SCJの間の扁平上皮化生部分はコルポスコピー所見では移行帯（transformation zone）とよぶ．移行帯はその見え方により3タイプに分類される．移行帯がコルポスコープによって完全に観察できる場合をType I とよぶ．

かし，CIN（cervical intraepithelial neoplasia）はこの化生上皮部分に発生し，この部分が治療のターゲットとなるため，これを見極めることは重要である（Chapter 8. CIN の治療の章参照）．化生上皮によって頸管腺開口部が塞がれると，頸管腺内に分泌物が貯留し，Nabothian cyst（egg）を形成するため，その存在が扁平上皮化生部分の目安となることもある（図2）．本来のSCJと2次的SCJの間の扁平上皮化生部分は，コルポスコピーの所見としては移行帯（transformation zone）とよばれる．

IFCPCは移行帯のコルポスコピー所見をその見え方によってType I～IIIの3タイプに分けている[3]．この分類はCINの治療方法の選択や治療範囲の決定に実地臨床で役立つ．2次的SCJがコルポスコープによって完全に観察できる場合をType I という（図2）．2次的SCJの一部が頸管内に入っており，そのままでは2次的SCJの全周を観察できないが，摂子などを用いて外子宮口を広げると全周を観察できる場合をType II，全周を観察できない場合をType III とよぶ（図3）．

5　コルポスコピー所見分類

現在わが国で用いられているコルポスコピー所見分類は，IFCPC分類（Barcelona 2002）に基づき，日本婦人科腫瘍学会が2005年に発表した新コルポスコピー所見分類である（表1）．

6　コルポスコピーにおける異常所見

Barcelona 2002では，SCJが全周にわたり完全に見える状態をSatisfactory Colposcopy，一

移行帯の一部または全部が
頸管内に内反する

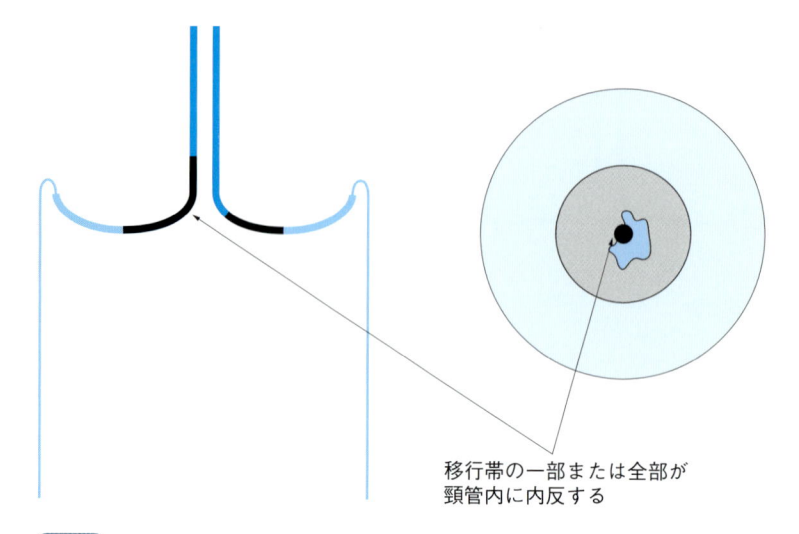

図3 Type II および Type III 移行帯

加齢とともに移行帯は SCJ から外子宮口へと広がっていき，閉経以降は外子宮口は完全に扁平上皮で覆われるようになる．移行帯の一部または全部が頸管内に入るが，摂子などを用いれば 2 次的 SCJ が見える場合を Type II，SCJ の全周を見ることができない場合を Type III の移行帯所見とする．

部でも見えない状態を Unsatisfactory Colposcopy として記載するが，わが国の分類では後者の場合のみ UCF と記載する．UCF でもその旨を記載したうえでコルポスコピーは行う．

■白色上皮（White epithelium, W）
　核密度の高い細胞は酢酸加工により白色に染色される．このため，酢酸加工前に比べ，酢酸加工後に白色に浮かび上がってきた領域があれば，病理学的に N/C 比の高い CIN 病変と推定される．病変が高度であるほど酢酸加工に時間がかかり，数分を要する場合もある．白色上皮が扁平な場合を軽度所見（W1），厚みをもっている場合を高度所見（W2）とする．

■腺開口（Gland opening, Go）
　CIN 病変の頸管腺侵襲（glandular involvement）開口部は，しばしば白色上皮中の白い輪として観察される．この白色輪が淡く扁平なものは軽度所見（Go1），濃く厚みがあるものは高度所見（Go2）と記載される．

■モザイク（Mosaic, M）
　赤色の目地で区切られた白いタイル模様として酢酸加工される．白いタイル部分は CIN 病変を推定させる白色上皮であり，赤い目地部分はこれらを区切る間質の血管などである．タイルの形態が比較的均一で大きさも揃っている場合を軽度所見（M1），形態や大きさが不揃いな場合を高度所見（M2）とする．

■赤点斑（Punctation, P）
　CIN 病変の表層付近の血管は，白色上皮中の赤い点として観察され，赤点斑と記載される．赤点斑が小さければ軽度所見（P1），大きく明瞭なら高度所見（P2）とされる．

表1 新コルポスコピー所見分類（日本婦人科腫瘍学会 2005）

A）正常上皮 Normal Colposcopic Findings	NCF
1. 扁平上皮 Original squamous epithelium	S
2. 円柱上皮 Columnar epithelium	C
3. 移行帯 Transformation zone	T
B）異常所見 Abnormal Colposcopic Findings	ACF
1. 白色上皮 White epithelium	W
軽度所見 Flat acetowhite epithelium	W1
高度所見 Dense acetowhite epithelium	W2
腺開口 Gland opening	Go
軽度所見 Gland opening: mild finding	Go1
高度所見 Gland opening: severe finding	Go2
2. モザイク Mosaic	M
軽度所見 Fine mosaic	M1
高度所見 Coarse mosaic	M2
3. 赤点斑 Punctation	P
軽度所見 Fine punctation	P1
高度所見 Coarse punctation	P2
4. 白斑 Leukoplakia	L
5. 異型血管 Atypical vessels	aV
C）浸潤癌所見 Colposcopic Feature Suggestive of Invasive Cancer	IC
コルポスコピー浸潤癌所見 Colposcopic invasive cancer	IC-a
肉眼的浸潤癌所見 Macroscopic invasive cancer	IC-b
D）不適例 Unsatisfactory colposcopy	UCF
異常所見を随伴しない不適例	UCF without ACF
異常所見を随伴する不適例	UCF with ACF
E）その他の非がん所見 Miscellaneous Findings	MF
1. コンジローマ Condyloma	Con
2. びらん Erosion	Er
3. 炎症 Inflammation	Inf
4. 萎縮 Atrophy	Atr
5. ポリープ Polyps	Po
6. 潰瘍 Ulcer	Ul
7. その他 Others	etc.

■ 白斑（Leukoplakia, L）

　Barcelona 2002 では本病変は Keratosis と記載され，非癌所見に分類されるが，わが国の分類では異常所見（ACF）に分類される．白色上皮とは異なり，酢酸加工前にすでに認められる白色の隆起である．parakeratosis や hyperkeratosis に相当する．

■ 異型血管域（Atypical vessels）

　正常な樹枝状の血管像とは異なる異常な走行の血管である．しばしば「コンマ状，スパゲッティ状，コルク状，折れ釘状」などと表現される．緑色フィルターを用いると観察しやすい．

7 コルポスコピー所見記載の方法

コルポスコピーによって撮影した写真は電子カルテに取り込む．ただし実際の異常所見や生検部位は実際にコルポスコピーを施行した者にしかわからないため，写真上に異常所見などを上記6，7に示した記号を用いて記載する．紙カルテの場合，コルポスコピー所見をスケッチする．その場合，日本婦人科腫瘍学会によって略図が決められているのでそれを用いるとよい（図4）．

なお，IFCPCの用語分類は2011年に改訂が提言されており，近い将来，変更される可能性がある．

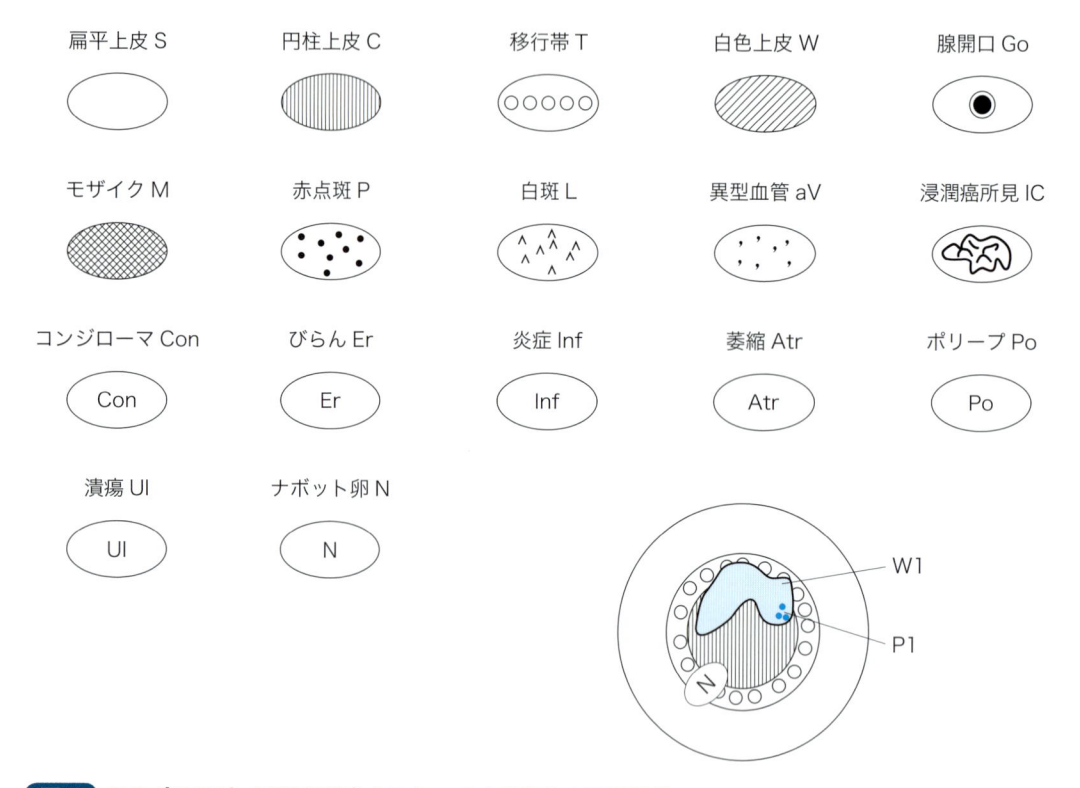

図4 コルポスコピー所見を手書きスケッチする場合の略図記号
右下はスケッチの1例．

文献

1) Pretorius RG. Colposcopically directed biopsy, random cervical biopsy, and endocervical curettage in the diagnosis of cervical intraepithelial neoplasia II or worse. Am J Obstet Gynecol. 2004; 191: 430-4.
2) Petorius RG. Regardless of skill, performing more biopsies increases the sensitivity of colposcopy. J Low Genit Tract Dis. 2011; 15: 180-8.
3) Bornstein J, Bentley J, Bosze P, et al. 2011 IFCPC colposcopic nomenclature. http://www.ifcpc.org/documents/nomenclature7-11.pdf

〈満下淳地〉

コラム

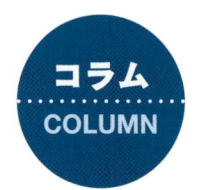

イギリスの子宮頸がん撲滅への取り組み

　イギリスでは全国民が生まれたときから General Practitioner（GP）とよばれる，かかりつけ医に登録をする．病気になったらまずこの GP または自分の GP が所属するグループの医師にみてもらうことになる．例えば，子どもの時，水痘になったり熱を出したりしたら小児科ではなく GP へ行く．中学生の時ニキビで悩んでいたら皮膚科ではなく，GP へ行く．また，若い女性が避妊したいと思ったり妊娠したかもしれないと思った場合，産婦人科ではなく GP のところでみてもらうことになる．このように，手術や精密検査などが必要でさえなければ，イギリスでは GP だけで，ほとんどの医療（治療）を受けることになる．この仕組みにはいいところも悪いところもあるが，GP が患者のことをよく知っていて，患者もまた GP をよく知っているので GP のところへ気軽に行くことができるというのはメリットの一つといえるだろう．

　イギリスでは子宮頸がん検診は 1964 年に始まったが，当時は任意検診だった．これは個人の任意により受診するがん検診である．しかし，最もリスクが高いとされる女性たちは検診を受けなかったし，陽性の判定が出た女性へのフォローアップもうまく機能していなかった．そのため検診制度が改善され，1988 年に対策型検診，すなわち，組織的に管理して行われる検診が導入された．イギリスでは全ての医療は無料のため，検診ももちろん無料である．対象年齢は 20 歳から 65 歳で，検診間隔は 3 年間である．

　新しい制度（NHS National Screening Programme）は電子化された検診通知制度で以下の 5 つの部分から成り立っている：1.The Call and Recall System, 2.The Smear Takers, 3.The Laboratories, 4.The Colposcopy Service そして 5.GP を含む The Primary Care Team である．GP に登録している 20 歳（イングランドは 25 歳）から 60〜65 歳のすべての女性に検診の通知が送付される．もし受けに行かなければ，新たに手紙が届き，これをさらに無視しているとまた別の手紙が届く．3 通目の手紙を受け取っても受けに行かなければ，多くの場合 GP から子宮頸がん検診を受けにいらして下さい，という電話がかかってくる．それでも受けに行かない場合は，患者の情報はすべて GP のところに保管されているので，何か別の理由で，例えば，風邪をひいた時や蕁麻疹が出たなどの理由で GP を訪れた場合，その場で細胞診をするように勧めることもある．この点において，GP の存在がとても大きい．

　イギリスの女性は，子宮頸がん検診を受ける重要性について教わる機会が，GP だけではなく，高校の授業，母親，先輩そして行政からもある．検診は行きやすい GP のところで行うだけではなく，女性医師または多くの場合，教育された上級ナースによる細胞採取が行われる．検診は女性のみがいる個室（内診台なし）のベッドで行われ，細胞を採取する前に十分な説明がある．受診する女性が不快に感じた時はいつでもストップしてもらえるという説明も受ける．

　NHS Cervical Screening Programme が始まってから 2008 年で 20 年になり，その過去 20

年間で 6,400 万件の細胞診が行われ，40 万件の深刻な異常が検出された．子宮頸がん検診によって毎年 4,500 人の女性の命が救われていると推測されている．またその 20 年間で，子宮頸がんの罹患率は 50％に減少し，死亡率は 60％程度にも下がったと報告されている．

　イギリスでは子宮頸がん予防 HPV ワクチン接種事業がうまく機能し，接種率が 80〜90％となったので，発がん性 HPV による細胞診陽性率は劇的に低下していると推定される．すなわち細胞診による子宮頸がん検診の陽性適中率は低下するだろう．このような状況の変化を受けて，現在，イギリスでは 25 歳から 5 年ごとにまず Primary Screening として HPV 検査を行う事業を計画している．異常があれば引き続いて細胞診によるトリアージを実施するというものである．

〈Sharon J. B. Hanley〉

Chapter 7 CIN および AIS の管理

はじめに

　子宮頸がん検診などで LSIL 以上の細胞診異常が指摘された場合には，原則としてコルポスコピーおよび生検の実施を行う．ただし，細胞診が ASC-US の場合には，HPV 検査を行い陽性の際には，LSIL 以上の細胞診異常がある場合と同様にコルポスコピーを行う．陰性の場合には，1 年後に細胞診（＋ HPV 検査）を行うことを基本とする．腺系の異常が指摘された場合には，コルポスコピーに加えて，頸管内のキュレットによる組織診および子宮内膜に対する細胞診または組織診による精密検査を行う．

　米国においては，CIN および AIS は，ASCCP (American Society for Colposcopy and Cervical Pathology) の 2006 コンセンサスガイドラインに基づいて管理されているが，日本ではこれらの子宮頸癌前駆病変の管理に関した指針は確立していない．本章では，ASCCP のガイドライン[1]や産婦人科診療ガイドライン（婦人科外来編 2011）[2]，Office Gynecology のための婦人科腫瘍関連マニュアル[3]を参考にしつつ，当科における最近の管理指針を述べる．

　なお，現在の保険診療のもとで，細胞診のトリアージに用いられる HPV 検査は，ASC-US の場合に限られている．ASCCP のガイドラインでは，経過観察にも HPV 検査（HCⅡまたはサービスタ（日本未承認：ハイリスク型一括検査と HPV16 型および 18 型のみのタイピング検査からなる））が使用されているが，日本では保険診療での使用ができない．原則として，細胞診と組織診による管理を行うことになる．

　また，13 種類のハイリスク型 HPV のタイピングを行うクリニチップ® HPV が，組織診 CIN 1/CIN 2 が診断された場合の検査法として，保険収載（2,000 点）された．しかし，現時点では限られた臨床データがあるのみで，まだ臨床的意義が確立されていない[3]．国際的なコンセンサスも得られていない現状を十分に認識し，患者にはその有用性と限界を説明したうえで実施すべきである．

　CIN の管理に関してはコラム（ベセスダシステムに基づく子宮頸がん検診のながれ，p73）に，そのポイントが簡潔明瞭にまとめられている．患者への説明にも非常に有用である．参考にASCCP のガイドラインのフローチャートを示すが（図 1〜6），日本の取扱いとは異なるので，注意を要する．

1 CIN 1 の管理

　CIN 1 は，90％以上が消退する病変であることから，基本的には治療を行わずに経過観察する．しかし，CIN 1 が診断されるに至る過程，すなわち，細胞診異常の程度が軽度であった場合と高度であった場合とでは，管理方針に若干の違いがある．たとえば，生検標本の病理診断が CIN 1

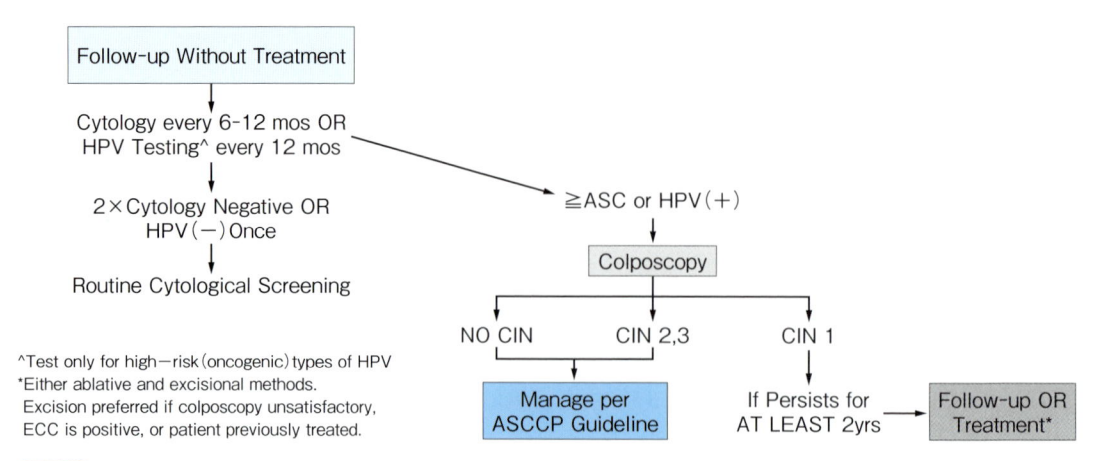

```
Follow-up Without Treatment
    ↓
Cytology every 6-12 mos OR
HPV Testing^ every 12 mos   ────→  ≧ASC or HPV（+）
    ↓                                    ↓
2×Cytology Negative OR              Colposcopy
HPV（−）Once                   ┌────────┼────────┐
    ↓                         NO CIN   CIN 2,3    CIN 1
Routine Cytological Screening    ↓       ↓         ↓
                              Manage per        If Persists for  → Follow-up OR
                              ASCCP Guideline   AT LEAST 2yrs       Treatment*
```

^Test only for high−risk（oncogenic）types of HPV
*Either ablative and excisional methods.
Excision preferred if colposcopy unsatisfactory,
ECC is positive, or patient previously treated.

図1 Management of Women with a Histological Diagnosis of Cervical Intraepithelial Neoplasia Grade 1 (CIN 1) Preceded by ASC-US, ASC-H or LSIL Cytology

であったとしても，その前の細胞診が高度病変を示唆する HSIL や AGC であった場合には，コルポスコピー下に得られた組織標本が最高病変を捉えられていなかった可能性がある．すなわち，コルポスコピー下生検標本の病理診断が必ずしも最終診断ではなく，その前に行われた細胞診がもっと高度の病変を示唆していれば，取扱いをより慎重に行うべきである．

a) CIN 1 に先行する細胞診が ASC-US，ASC-H，LSIL だった場合（図 1）

6 カ月後および 12 カ月後に細胞診による経過観察を行う．2 回の細胞診で異常がなければ，病変はないものとしてルーチンの検診へ戻る．ASC-US 以上の何らかの細胞診異常がある場合には，コルポスコピーおよび生検の実施を行う．その結果が，CIN 1 の場合には 6 カ月後に細胞診を行う．結果が，CIN 2 あるいは 3 だった場合には次項の管理に従う．

b) CIN 1 に先行する細胞診が HSIL または AGC だった場合（図 2）

ASCCP ガイドラインの取り扱いでは，3 つの選択肢が提示されている．

①細胞診と組織診との食い違いをはっきりさせるために直ちに診断的 excisional procedure を行う．

②それまでの全ての所見を見直す．

③コルポスコピーと細胞診によって経過観察する．

この中で，最も推奨すべきは②である．細胞診と組織診を病理医とともに再評価し，いずれの所見がより適切であるかを判断するのが理にかなっている．次に，推奨されるのは（現状の日本では），③である．6 カ月後に細胞診とコルポスコピー（必要に応じて組織診）を行う．2 度の検査で異常がなければ，ルーチンの検診へ戻る．①に関しては，excisional procedure の周産期合併症予防や不要の侵襲を避ける点から，最初の選択肢としては推奨しない．②の再評価の結果，高度異形成や上皮内癌，AIS が疑われる場合には，診断的 excisional procedure の実施も適

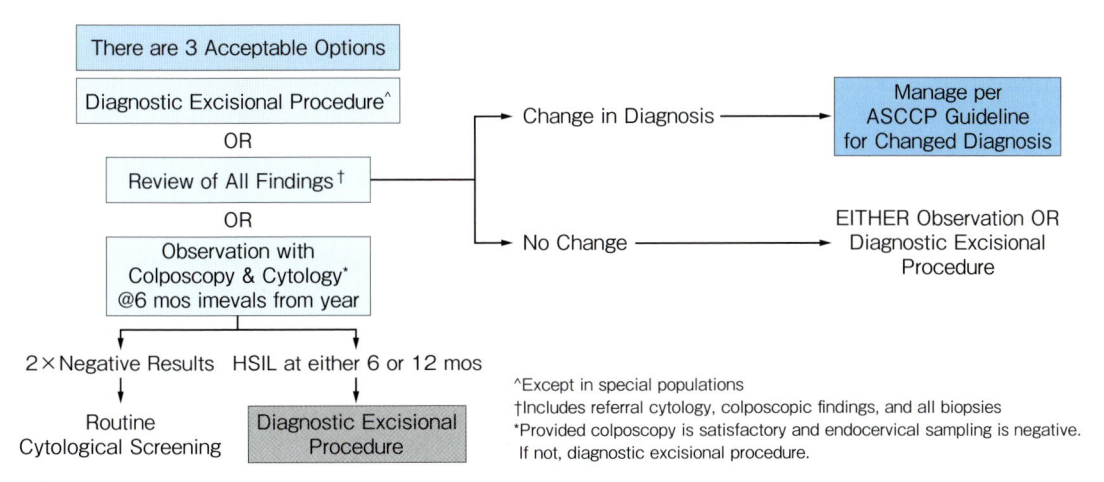

図2 Management of Women with a Histological Diagnosis of Gervical Intraepithelial Neoplasia Grade 1 (CIN 1) Preceded by HSIL or AGC-NOS Cytology

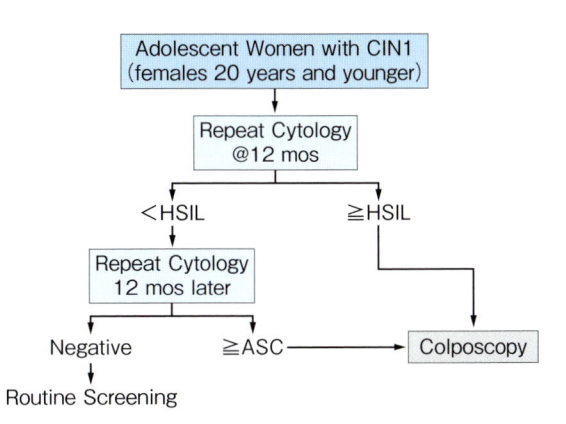

図3 Management of Adolescent Women (20 Years and Younger) with a Histological Diagnosis of Cervical Intraepithelial Neoplasia-Grade 1 (CIN 1)

切である．

c）20歳以下のCIN 1（図3）

　20歳以下のCIN 1に対しては細胞診のみによる経過観察を行う．20歳以下のHPV感染はほとんどが消退する傾向にあり，病変が進行することは少なく，浸潤癌にまで進行することは非常にまれである．コルポスコピーまたは頻回の検査による心身の負担を軽減すべきである．細胞診による経過観察の間隔は6〜12カ月がよい．細胞診の結果がHSIL以上であれば，コルポスコピーを行う．2度目の細胞診がASC以上であればコルポスコピーを行う．陰性の場合にはルーチンの検診に戻る．

2 CIN 2 の管理

　CIN 2 の管理は，日本は米国あるいは英国などとは異なっている．一般に CIN 2 が上皮内癌以上に進行するのは 10% 程度であるが，一方で CIN 2 と診断された症例の中に上皮内癌または微小浸潤癌と診断された症例が 18% に上るという報告もある．

　当科では，原則として 3 カ月後の細胞診とコルポスコピー（組織診）を行っている（コラム：ベセスダシステムに基づく子宮頸がん検診のながれ，p73 参照）．ただし，細胞診に上皮内癌，AIS の存在を示唆する所見がある場合には，診断的 excisional procedure の実施も適切である．先行する細胞診が ASC-US, ASC-H, LSIL だった場合には，6 カ月後に細胞診とコルポスコピー（必要に応じて組織診）でも許容される．

　また，CIN の治療の項で解説した ablation（凍結療法あるいはレーザー蒸散）も適切な管理方法である．とくに，外来で短時間に治療できる方法は，患者を長期経過観察から解放するメリットがある．

　20 歳以下の CIN 2 に対しては，細胞診とコルポスコピーによって 6 カ月後の経過観察を行う．治療を急ぐ必要はない．

3 CIN 3 の管理

　先行する細胞診が HSIL までである CIN 3 は，excisional procedure による治療が適切である．Ablation による治療は病理学的診断ができないことから適切ではない．先行する細胞診が CIN 3 を超える所見がある場合に行う診断的 excisional procedure の結果によっては，後に浸潤癌に対する広汎子宮全摘術を行う必要があることを念頭におく（図 4）．

　20 歳以下の CIN 3 に対しては，細胞診とコルポスコピーによって 6 カ月後の経過観察を行う．

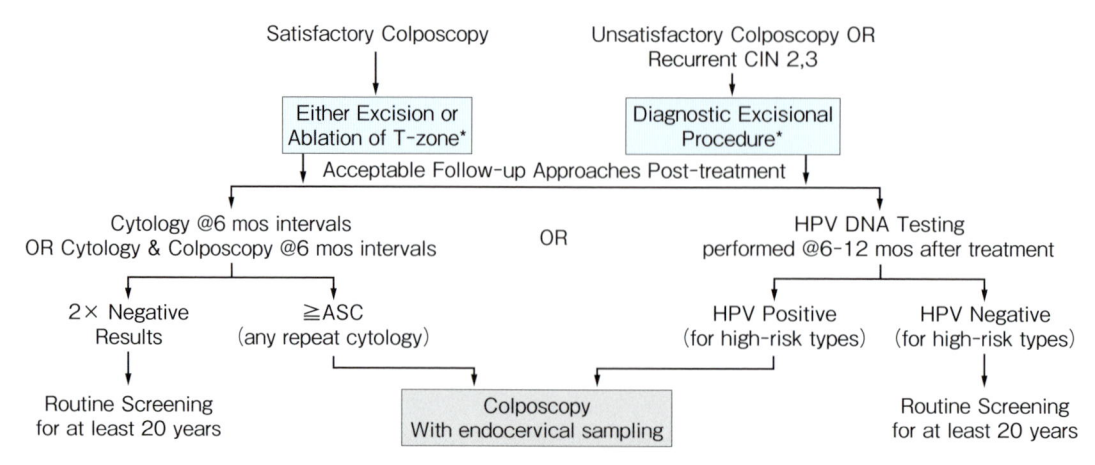

図4 Management of Women with a Histological Diagnosis of Cervical Intraepithelial Neoplasia-Grade 1 (CIN 2, 3)

```
                    ┌─────────────────────────────────────────┐
                    │  Adolescents and Young Women with CIN 2,3│
                    └─────────────────────────────────────────┘
         Eiter treatment or observation is acceptable, provided colposcopy is satisfactory.
          When CIN 2 is specified, observation is preferred. When CIN 3 is specified,
                or colposcopy is unsatisfactory, treatment is recommended.
```

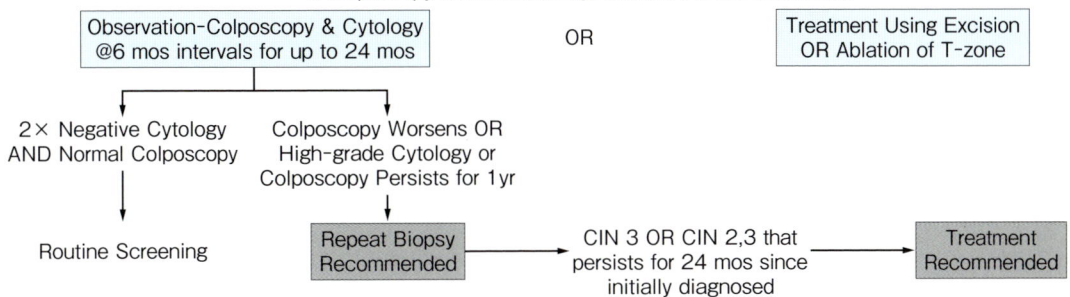

図5 Management of Adolescent and Young Women with a Histological Diagnosis of Cervical Intraepithelial Neoplasia-Grade 2, 3 (CIN 2, 3)

病変が存続あるいは進行する場合には治療を行う（図5）．

4 妊婦の CIN の管理

　妊婦の CIN で浸潤癌を示唆する所見がなければ，原則として，治療することなく細胞診とコルポスコピーで経過観察する．S-C junction が外反することに留意して，細胞を採取することが肝要である．細胞を採取する場所が不適切であると，重要な所見を見つけられない．

　妊婦の CIN 1 に対しては6カ月，CIN 2, 3 に対しては3カ月程度の間隔で経過観察する．浸潤癌を示唆する所見が出てきた場合には，excisional procedure または妊娠のターミネーションを考慮する（この項は「Chapter 10. 子宮頸がんの治療」の章を参照）．

5 AIS の管理（図6）

　AIS は病変がコルポスコピーの可視領域に病変がないこと，スキップした病変があること，頸管内へ進展していく傾向にあることから，原則として，経過観察は行うべきではなく，治療の対

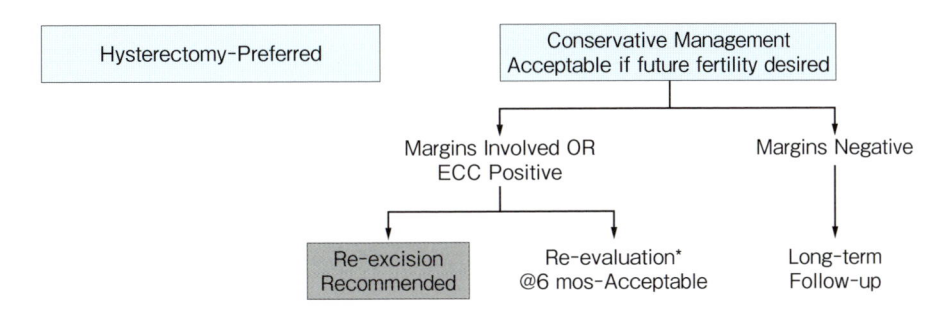

*Using a combination of cytology, HPV testing, and colposcopy with endocervical sampling

図6 Management of Women with a Adenocarcinoma in-situ (AIS) Diagnosed from a Diagnostic Excisional Procedure

象となる．その場合も上記の理由から，挙児希望がある場合を除き，単純子宮全摘術が適切な手術治療である．挙児希望の場合は，診断的 excisional procedure も行われるが，手術標本の病理学的所見を重視する観点から，LEEP ではなくコールでメスによる円錐切除術を行う．断端が陰性であった場合でも，CIN に比して，再発の発生が多いことから長期に慎重な経過観察の必要がある．断端が陽性の場合には，さらなる慎重な評価を個別に行う必要がある．

6 CIN 治療後の管理

細胞診によって経過観察する．当科では，3 カ月，6 カ月，12 カ月と経過観察し異常がなければ，ルーチンの検診へ戻ることにしている．何らかの異常がある場合にはコルポスコピーを行う．また，治療後の経過観察には HPV 検査は非常に有用である（保険収載はない）．細胞診が陰性であっても，HPV 陽性の場合には 50％ が再発するので，コルポスコピーの対象となる．

また，CIN の治療後に長期間を経たのちに再発することがあるので，術後の患者には子宮頸がん検診の継続を強調すべきである．

おわりに

子宮頸部病変の CIN と AIS は，産婦人科医が最も多く接する病変である．病理学的な基礎を学べばその特徴を身につけることはそれほど難しくはない．病理医から提供されるレポートを読むだけでなく，実際の細胞診や組織診を鏡検することで診療がより確実なものになる．教室では，手術の前後に医局員全員で標本のレビューを行って，手術適応と実施された手術の評価を行っている．

文献

1) Wright TC Jr, Massad S, Dunton CJ, et al. 2006 consensusu guideline for the management of women with cervical intraepithelial neoplasia of adenocarcinoma in situ. Am J Obstet Gynecol. 2007; 197, 340-5.
2) 日本産婦人科学会・日本産婦人科医会．産婦人科診療ガイドライン．婦人科外来編．東京：日本産婦人科学会；2011.
3) 日本産婦人科医会・がん部会・がん対策委員会．Office Gynecology のための婦人科腫瘍関連マニュアル．東京：日本産婦人科学会；2011.

〈今野　良〉

コラム

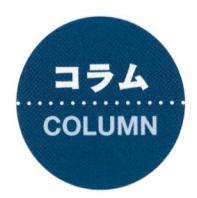

【重要ポイント】
ベセスダシステムに基づく子宮頸がん検診のながれ

子宮頸がん検診のながれ（図7）

1) 細胞採取には，ブラシやスパーテル（へら）などの採取器具がすすめられる．
2) 標本不適正の場合は再検査が必要となる．従来法では細胞数が8,000以下は標本不適正となる．液状処理法では5,000以下が不適正となる．乾燥などによって不明瞭な細胞が75％以上を占める標本は不適正となる．液状処理細胞診は不適正率を減らす．
3) 軽度病変疑い（ASC-US）例にはHPV検査（HC-Ⅱ法）が行われる．陽性はコルポ診・生検組織診を行う．陰性は1年後再検となる．HPV検査を行わない場合は6カ月毎の細胞診検査を2回行う．
4) 軽度病変（LSIL），高度病変（HSIL），高度病変疑い（ASC-H），がん（SCC）はコルポ診・生検組織診を行う．

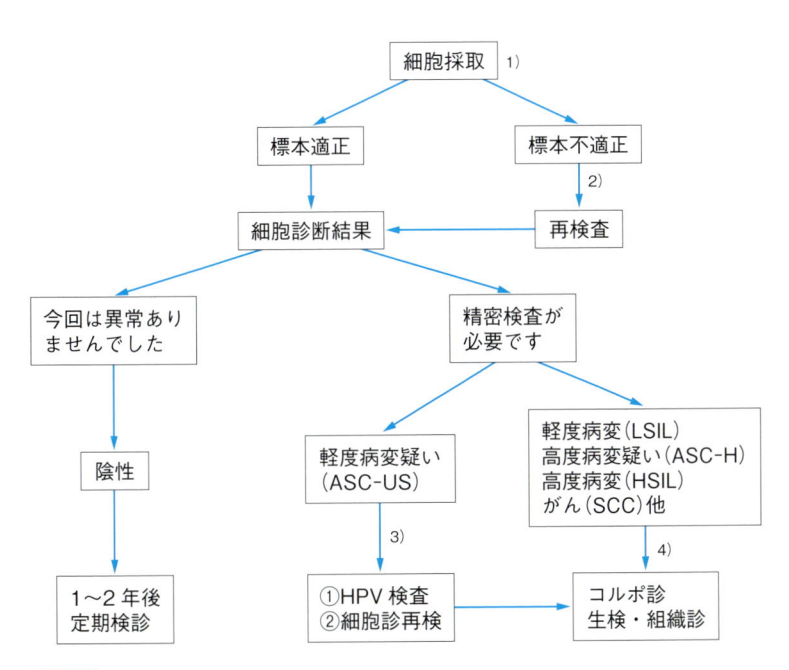

図7 子宮頸がん検診のながれ
図の番号は上記の説明を示す．

7 CIN および AIS の管理

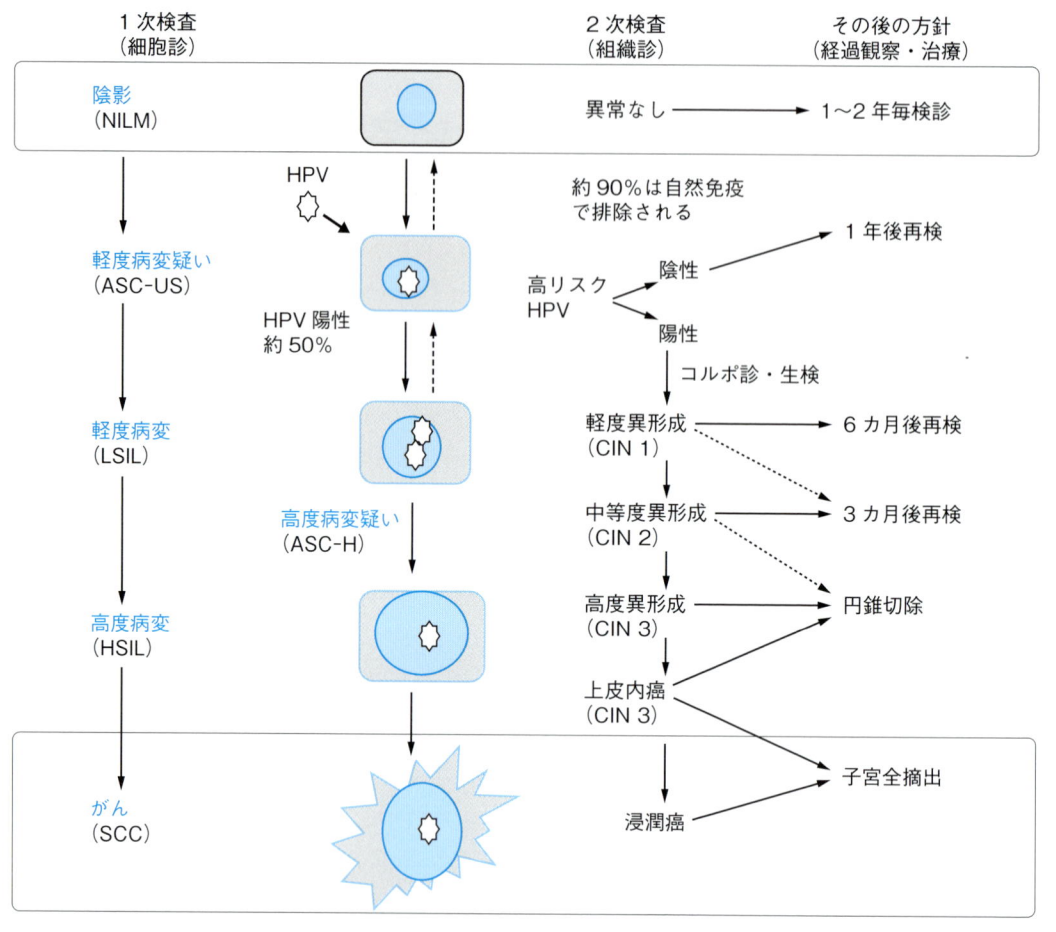

図8 検診結果とその後の方針

細胞診, 組織診の結果とその後の方針 (図8)

1) 陰性（NILM）は 1〜2 年毎検診
2) 軽度病変疑い（ASC-US）は, 約 5% 程度であり, その約 50% は HPV 陽性である. HPV 陽性の場合, コルポ診・生検組織診を行う. HPV 陰性は 1 年後再検となる.
3) 軽度病変（LSIL）は, 軽度異形成（CIN1）が推定される. がんに進行するのは約 1〜3% 程度である.
4) 高度病変疑い（ASC-H）は, 検体の 0.5% 以下であり, 高度病変（HSIL）が否定できない例である. コルポ診・生検組織診を行う.
5) 高度病変（HSIL）は, CIN 2（中等度異形成）, CIN 3（高度異形成）, CIN 3（上皮内癌）を推定する. 中等度異形成ががんに進行するのは約 10% であり, 高度異形成のがん化は約 20% である. CIN 3 は円錐切除などを行う.
6) がん（SCC）は扁平上皮癌を推定し, 子宮全摘や放射線などの治療が必要になる.
7) 細胞診と組織診の結果に乖離があるときは, 慎重な経過観察が必要になる.

〈小澤信義〉

Chapter 8 CINの治療

はじめに

　CINの治療は，わが国ではCIN 3に対する円錐切除術が主流となっており，しかも簡便なloop electrosurgical excision（LEEP）が普及している．しかし，世界的にはLEEPなどの子宮頸部のexcisional technique（切除的方法）よりも，安価に施行できるablative technique（凍結・蒸散などの方法）のほうが普及している．実際の臨床ではLEEPにこだわらずに様々な手法を患者のニーズに合わせて適用することが望ましい．CIN治療の各方法を比較しながらその適応について述べる．

1 CIN治療の方法

　CINの治療としては以下のようなものがある．
1）Ablative technique
　　凍結療法（Cryotherapy）
　　CO_2レーザー蒸散（CO_2 laser ablation）
2）Excisional technique
　　LEEP
　　レーザーや超音波メスによる円錐切除術
　　コールドナイフ円錐切除術
　　子宮全摘術

　以上のCINの治療方法のうち，子宮全摘術はCINの治療としては過剰と考えられており，現在ではほとんど行われない．また，LEEPの普及によりコールドナイフによる円錐切除術が行われる機会は将来的に減少していくと考えられるため，凍結療法，CO_2レーザー蒸散，LEEPの3つがCIN治療の主流である．レーザーによる円錐切除術もよい方法であるが，レーザー機器が非常に高価である．これらは，手技の難易度，移行帯（偽びらん）の大きさに合わせた治療が可能か，費用，術後の病理検査が可能かという4つの観点から比較し，適切な治療法を選択すべきである（表1）．

表1 凍結療法，CO_2レーザー蒸散，LEEPの比較

	凍結療法	CO_2レーザー蒸散	LEEP
難易度	やさしい	中程度	やさしい
偽びらんの大きさに合わせられるか	限界がある	可能	可能
費用	安い	高い	高い
病理検体を得られるか	得られない	得られない	得られる

2 治療の適応

以下の各治療法の適応は，ASCCP が 2006 年に出した指針[1] を参照し，著者らが行っているものである．なお，閉経後は病変が内頸部に移動し病変すべてを視認できないため，以下の方法の適応とはならない．いずれの治療も月経時は避ける．月経終了後が最も適切である．Excisional technique では，術後 24 時間後と約 1 週間後の出血がみられることがある．患者には出血の際には止血処置が必要なことを，説明しておくことが重要である．

a) Ablative technique（凍結療法，CO_2 レーザー蒸散）の適応

a) 中年（およそ 40 歳）以上で，生検で CIN 2 である．
b) 若年者（およそ 30 歳未満）であり，生検で CIN 2 が 2 年以上続いている．
c) 中年以上であり，細胞診が ASC-US であり，生検で CIN 1 が 2 年以上続いている．

b) Excisional technique（LEEP，コールドナイフによる円錐切除）の適応

以下の場合には excisional technique や LEEP の適応となる．また，上記の ablative technique での適応となるケースは，excisional technique を行うこともできるが，CIN 2 に対してはより慎重であるべきである．

1) 生検で CIN 3 である．
2) 中年以上であり，細胞診が HSIL で，生検で CIN 1 または CIN 2 である（細胞診で CIN 3 を推定する）．

コールドナイフによる円錐切除術の適応は，後述するように腺系病変に対する診断目的の場合に限られる．

3 凍結療法の実際

凍結療法は，痛みが少なく，麻酔が不要であり，外来で治療が可能なこと，単純な器械で電気や特別なエネルギーソースが不要なことから，海外，とくに発展途上国では有用な治療法として多用されている．CIN 2 に対しては，86～95％程度の病変が治癒する．参考までに当科で使用している患者向けの説明と同意書を提示する（図 1）．

■準備するもの

液体二酸化炭素，凍結療法セット（図 2），先端プローブ（図 2），プラスチック製腟鏡（金属製腟鏡だと腟内に凍傷を起こす）

■手順

コルポスコピーを行い，病変部と squamo-columnar junction（SCJ）と移行帯を明らかにする（「Chapter 6．コルポスコピー，生検」の章を参照）．

SCJ の大きさに合わせ，適切な形状・大きさの先端プローブを凍結療法セットに装着する．

SCJ と移行帯を完全に覆うように先端プローブを子宮腟部に押し付ける（図 3）．凍結療法セッ

説明と同意書

凍結療法

診断・病名　　子宮頸部異形成(中等度)
日程：　　年　　月　　日　予定

|はじめに|

　現在のあなたの病状は子宮頸部中等度異形成(CIN2)であり，前癌状態です．経過観察で正常な状態に戻ることもありますが，CIN2の場合は約10％が上皮内癌に進行します．進行しない場合でも完全に治癒しない例が約6割あると考えられています．いずれにおいても定期的な経過観察が2〜3年必要な状態ですが，凍結療法でほぼ90％治癒させることができます．日本ではあまり行われていませんが，世界で広く行われています．

|凍結療法とは|

①子宮頸部異形成病巣を冷却器具(炭酸ガスを用いた)で−20℃に凍結し治療する方法です．
②痛みが少なく，麻酔が不要であり，外来で治療が可能です．
③効果としては86〜95％で病変が消失すると報告されています．
④欠点としては組織を直接破壊するため組織の採取が不可能で，病変が残っていないかの評価がすぐには判定できないことがあります．

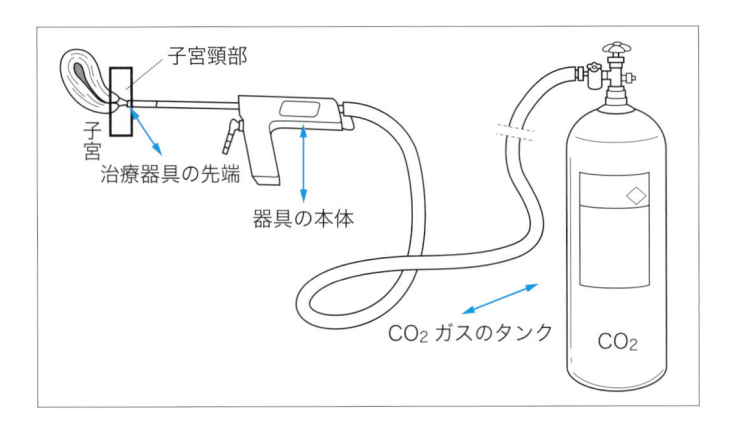

|手順|

①酢酸を用いて病変を確認し，凍結範囲を確定します．
②子宮頸部の病変に専用器具(銀製のプローブ)を接触させて，炭酸ガスを放出し，深さ4〜5mmの凍結層を形成させます．炭酸ガスを放出する際には音が発生します．
③凍結時間は5分間凍結を1回施行します．(1回凍結を施行します．)

図1　凍結療法の患者向け説明と同意書

> 処置後の症状

①多くの場合，水様性帯下の増加を認めます．水様性帯下は3〜4日で最高に達し，その後は徐々に減少しますが，1〜2週間は持続します．またその後もしばらく白いおりものが続くこともありますが，4〜6週間でほとんどなくなります．
②約50％の確立で出血があります．3カ月程度経過すると新しい上皮が出来上がり，病変は治癒します．
③長期的にはわずかに子宮口の狭小化を認めますが妊娠機能への影響はないとされています．

> 注意事項

①処置中，軽い月経痛のような痛みを伴うことがあります（強い痛みがある可能性は1〜4％程度）．
②処置部に感染が生じることはほとんどありませんが，稀に感染がおこることがあります（0.1％程度の可能性）ので性交渉の場合はコンドームの使用をお勧めします．
③処置中に病変以外の部位が凍結される可能性があります（1％以下の可能性）．
④処置当日のみ入浴は避けて下さい．（シャワーは可です．）性交渉は最低処置後から4週間は控えて下さい．
⑤以下のことがあったら受診をしてください．
- 1日以上続く発熱．
- 強い下腹部痛，特に熱を伴う場合．
- 帯下の匂いが強い場合，また色が緑色など通常と異なる場合．
- 月経量の多い日よりも多量の出血が2日間あった場合や血の塊が出る場合．

今回の治療により，適切な治療を行うことが可能ですが，不測の事項が生じる可能性があります．その際には必ずご本人またはご家族にご報告し，現在の医学的常識に基づいてその際に可能である最善と考えられる対処をいたします．

説明と同意書

凍結療法の説明書について理解し，治療を希望します．

平成＿＿年＿＿月＿＿日
説明医師：＿＿＿＿＿＿＿＿＿＿
同席医師：＿＿＿＿＿＿＿＿＿＿

平成＿＿年＿＿月＿＿日
患者サイン＿＿＿＿＿＿＿＿＿＿
患者立会人サイン＿＿＿＿＿＿＿

図1 つづき

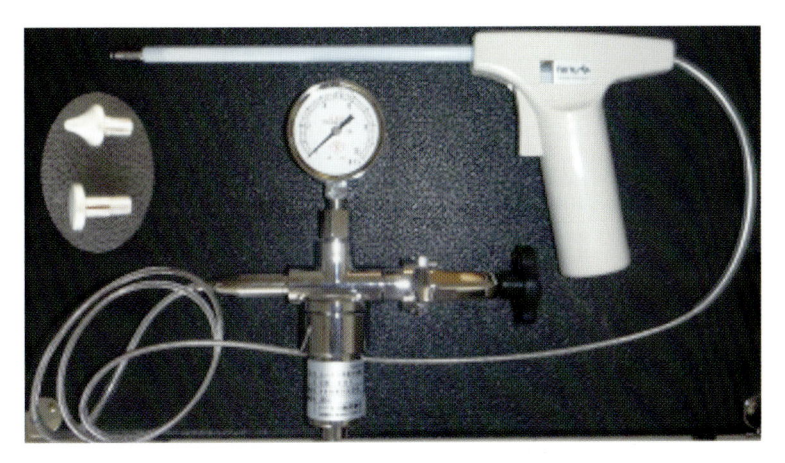

図2 凍結療法セット
写真の下にある調節弁を液化炭酸ガスポンプに装着する．また挿入写真に示した先端部分を squamo-columnar junction（SCJ）および移行帯の形状と大きさに合わせて選択し，ピストル型の本体に装着して用いる．

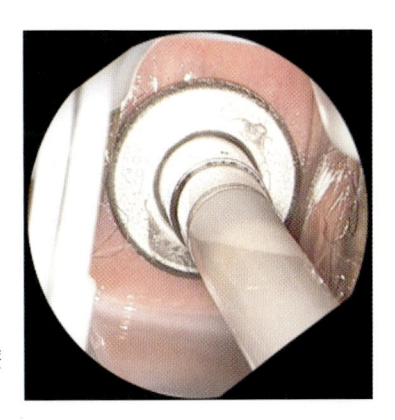

図3 凍結療法の開始
プラスチック製の腟鏡で子宮腟部を展開し，凍結療法セット先端部分を SCJ および移行帯に押し付ける．

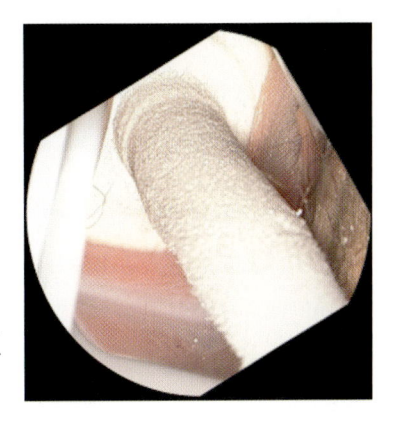

図4 冷却の開始
調節弁を開放すると冷却が始まり，凍結療法セットに霜が付着し始める．この状態で5分をカウントする．

トのスイッチを入れると液体二酸化炭素により先端プローブの冷却が始まり，霜が付着する（図4）．この状態で5分間プローブを保持する．

　治療直後は子宮腟部からプローブがややはがれにくいが，数分待つとはがせるようになる．ど

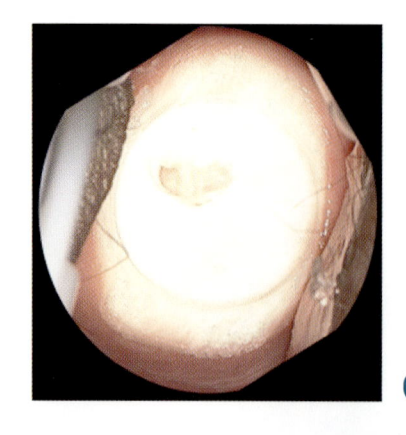

図5 凍結療法終了直後の子宮腟部

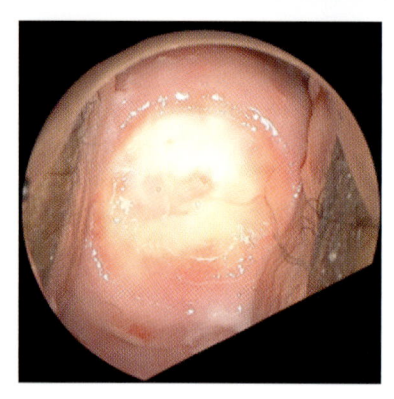

図6 凍結療法数分後の子宮腟部
凍結した子宮腟部は数分でシャーベット状に溶ける．

うしてもはがれにくい場合には注射器で生理食塩水をかければはがれる．子宮腟部の凍結を確認する（図5）．この凍結はすぐに融解する（図6）．痛みはほとんどないが，冷えとともに月経痛のような鈍痛を訴える場合がある．合併症としては，非常にまれながら感染症の可能性がある．

　水様性帯下が3〜4日で最高に達し，徐々に減少し2週間ほど継続する．4週間でほとんど消失する．病変の治癒を確認するため，3〜6カ月後に子宮頸部細胞診，コルポスコピー，組織診を行う．

4 LEEPの実際

　麻酔は全身麻酔，腰椎麻酔，硬膜外麻酔，局所麻酔などで行うが，我々は全身麻酔で行っている．LEEPの電極にはループ電極とボール電極があり，様々な大きさがある（図7）．

　3〜5％酢酸またはルゴール液を子宮腟部にたっぷりと塗布し，SCJと移行帯を明らかにする．我々はコルポスコピーでは酢酸を用いているが，LEEPではSCJがより鮮明に確認できるルゴール液を用いている（シラーテスト）．ルゴール液の効果が薄れてきたら，適宜ルゴール液塗布を繰り返す．

　子宮頸部の牽引に単鉤鉗子などを用いると組織を損傷し，後の病理診断が正確ではなくなるので用いない．

　止血目的も兼ね，両側子宮動脈を吸収糸で結紮し，糸を牽引して操作する（図8）．

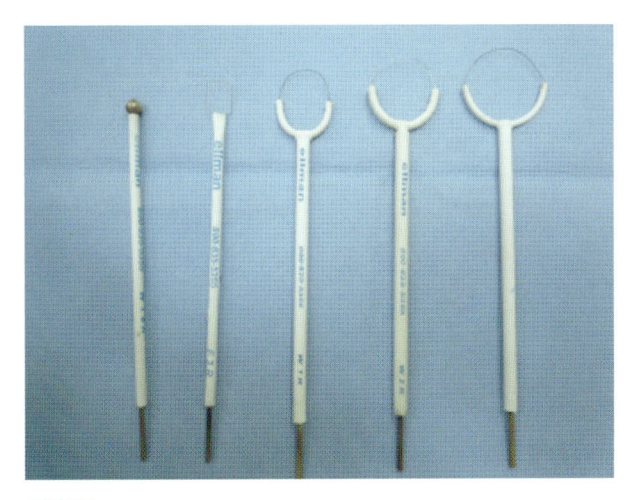

図7 Loop electrosurgical excision (LEEP) に用いる電極

左端の電極はボール電極で，LEEP 終了時の止血に用いる．
他はループ電極で，SCJ および移行帯の切除に用いる．

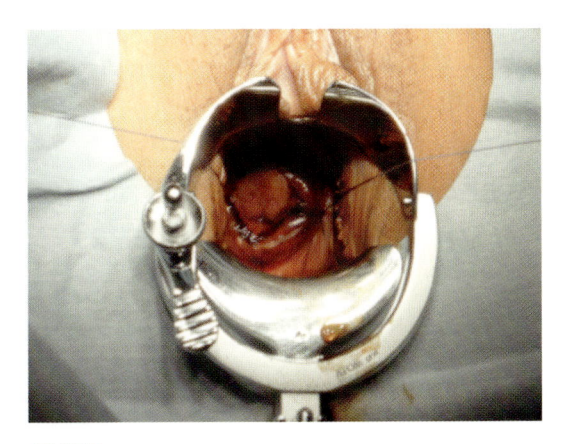

図8 子宮動脈の結紮

左右の子宮動脈を吸収糸で結紮し，この結紮糸を牽引して操作する．

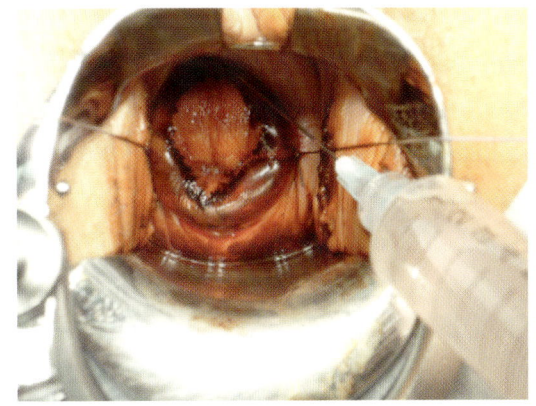

図9 バソプレッシンの局注

止血防止を目的とし，粘膜下に 50〜100 倍希釈バソプレッシンを局注する．

　出血量を減らすために子宮頸部粘膜下に 50〜100 倍に希釈したバソプレッシン（ピトレッシン®）を，できるだけ病変を避けて，切開予定線外縁から放射状に子宮頸部にまんべんなく局注する（図9）．

　ループ電極を用いて SCJ と移行帯を混合モードで切除する（図10，図11）．一般的には，電極を 9 時方向より水平に移動し 3 時に抜くように切開を進める．ただし，途中で止まってしまった場合には反対方向から切開を進める．切開の際には煙が多量に発生するので，吸引管を用いて視野を確保するとよい．SCJ が小さい場合には 1 回の操作で切除できるが，SCJ が大きい場合に

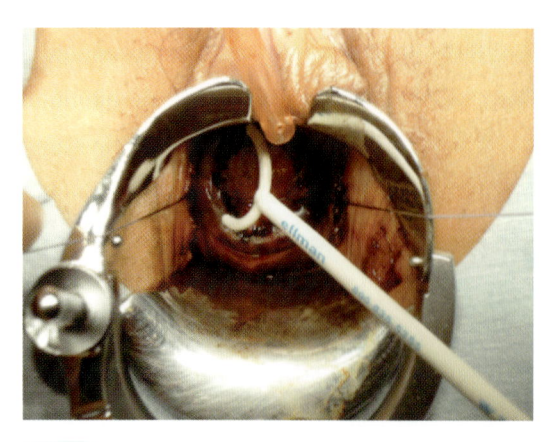

図 10 ループ電極による子宮腟部の切除

ループ電極を用いて SCJ および移行帯を切除する．
モードは混合モードとする．

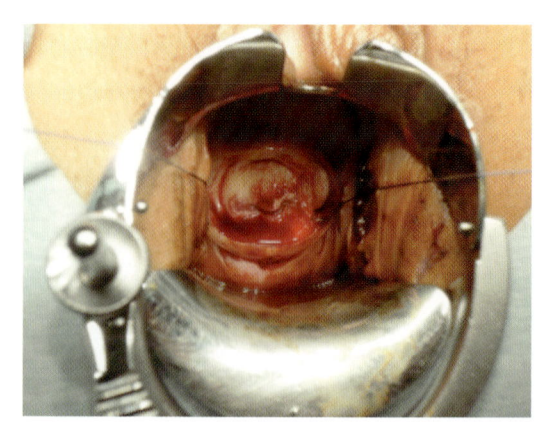

図 11 SCJ および移行帯切除直後

【デザインのポイント】
・必要十分かつ最小限度の切片数になるよう心がける．
・シラーテストおよびコルポスコピーの所見をイメージする．

① 切除範囲が小さい場合
　→大きめのループで一括切除．

② 切除範囲が大きい場合
　→小さめのループで上唇，下唇，頸管奥方向の 3 分割に切除し
　　SCJ を確実に含むように薄く切除．

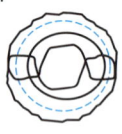

図 12 LEEP の切除のデザインと工夫

は 2 回または 3 回に分けて SCJ と移行帯を切除する（図 12）．頸管の形状が細長い時には，角型電極で内頸部の追加切除を行う．腟壁などの正常組織を焼灼してしまわないように注意する．

遺残病変の確認のための頸管内キュレッタージを施行する（図 13）．

次にボール電極を用いて切除面を凝固（止血）モードで焼灼し，止血する（図 14）．

頸管の癒着・閉鎖防止のために 8 フレンチネラトンカテーテルを短く切って挿入する（図 15）．

腟内にアルギン酸ナトリウムパウダー（アルト®）を撒いて止血し，ガーゼまたはタンポンを挿入する．これは翌日抜去する．

検体は左右上下がわかるように固定する（図 16）．頸管キュレットで得た検体も病理検査に提

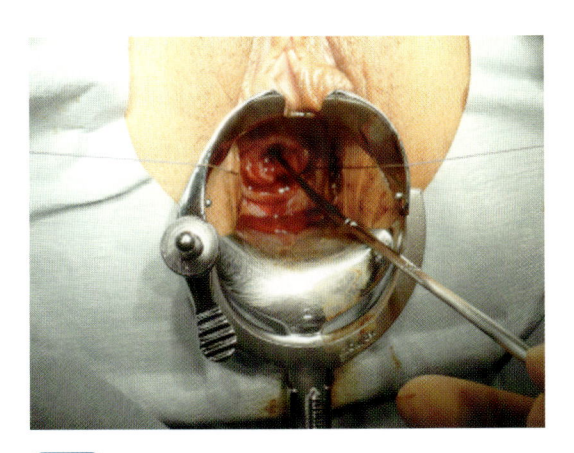

図13 子宮頸管内キュレッタージ
子宮頸管内をキュレッタージする．

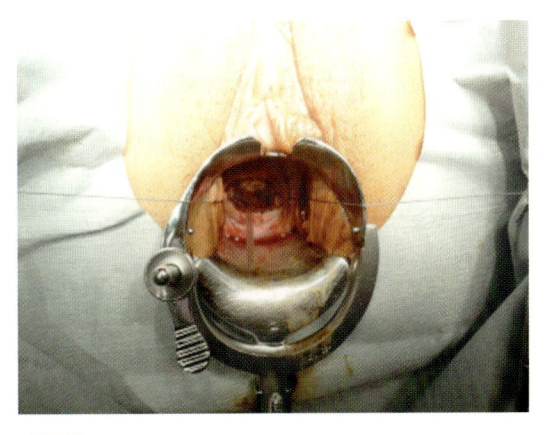

図14 ボール電極による切除面の止血
ボール電極を用いて切除部分を凝固止血する．凝固モードを用いる．

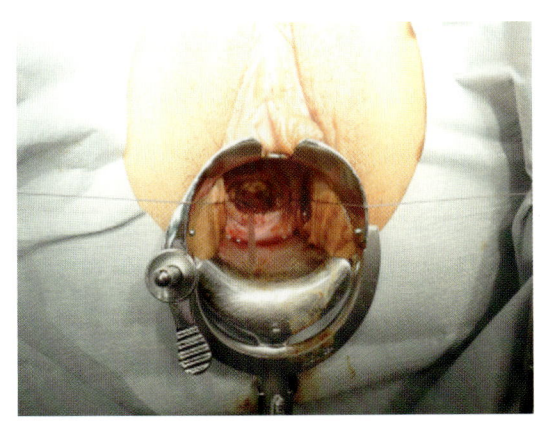

図15 子宮頸管へのネラトンカテーテル挿入
子宮頸管の癒着防止のため，8Fr ネラトンカテーテルを挿入する．

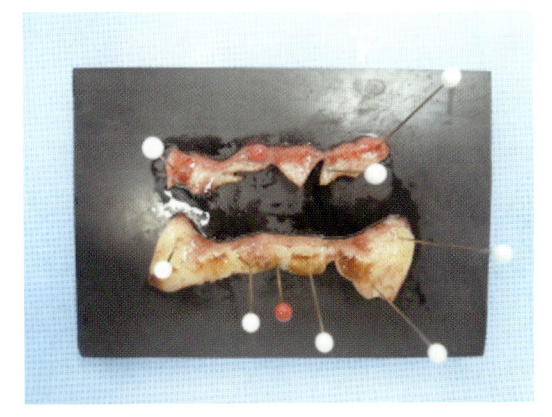

図16 切除検体の固定
切除した標本は上下左右がわかるように固定する．

出する．病理医が子宮頸部のオリエンテーションが再構築できるように，依頼時にわかりやすく図示することも重要である．

　LEEP 後の外来経過観察は，術後 1，3，6 カ月後に細胞診を行う．現時点では保険適応はないが，HPV 検査を併用すると細胞診よりも高感度に病変の遺残や再発を発見することができる．

5　コールドナイフによる子宮頸部円錐切除術の実際

　術後の周産期合併症が多いことから，原則としてコールドナイフによる円錐切除術は行わない．例外は子宮頸部腺癌または AIS に対する診断的円錐切除術である．腺系病変では病変が内頸部にあること，電気，レーザーなどによる変性で切除断端の病理診断が困難になることから，コールドメスによる切除標本が求められる．LEEP に比較して，術後の出血の頻度が高い．

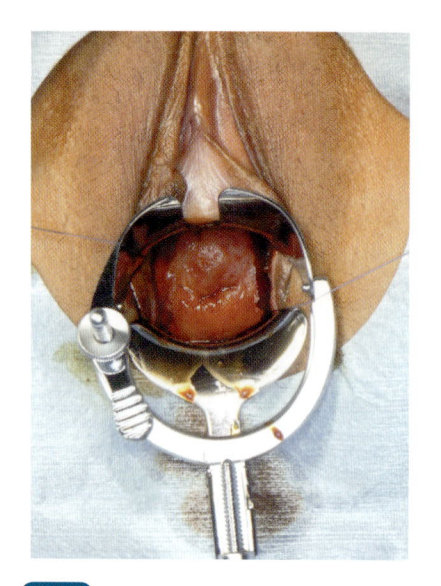

図17 コールドナイフによる切除の準備

ルゴール液でSCJを明瞭にし，左右の子宮動脈を結紮する．
バソプレッシンを局注する．

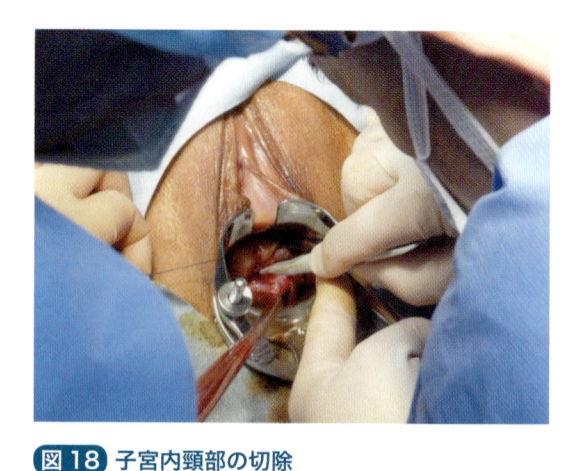

図18 子宮内頸部の切除

子宮動脈にかけた糸を牽引しながらメスでSCJおよび移行帯を含むように円錐状に子宮頸部を切除する．

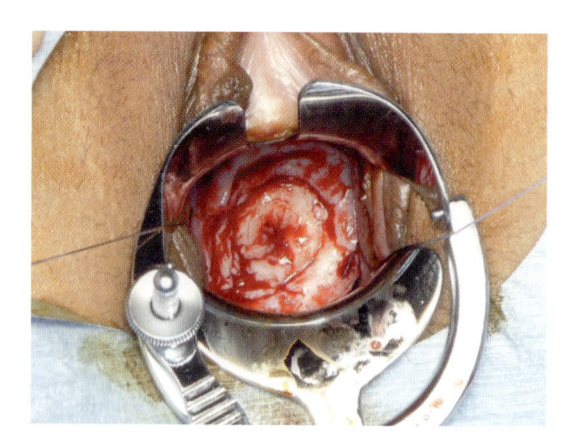

図19 子宮頸部円錐切除直後

　まず，ルゴール液の染色によるシラーテストを行う．LEEPと同様にバソプレッシン（ピトレッシン®）を子宮頸部に局注する（図17）．この操作により，手術中の出血はほとんど抑制できる．
　子宮頸部にかけた糸を牽引しながら，コールドナイフ（尖刃）でSCJと移行帯を円錐状に完全に切除する（図18，図19）．
　ボール電極を用いて切除面を凝固モードで焼灼し，止血する（図20）．
　切除面からの出血が多い場合は，円錐状の切断面を折り畳むように前後の子宮腟部粘膜をかぶせて縫合する（Sturmdorf縫合）．最後に頸管の癒着閉鎖防止のために8フレンチネラトンカテーテルを短く切って挿入する（図21）．

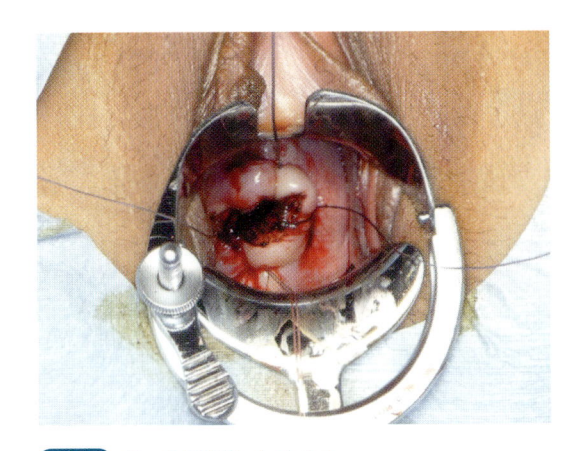

図20 ボール電極による止血
切除面をボール電極で焼灼・止血する.

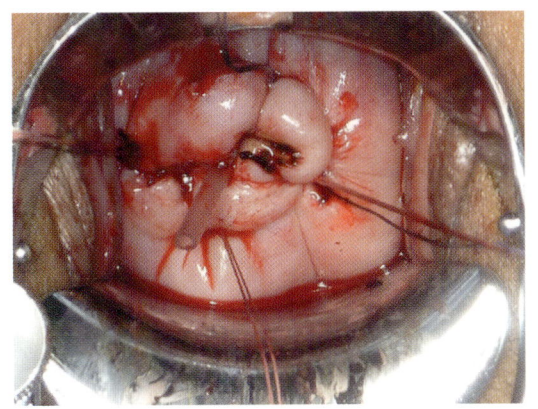

図21 Sturmdorf縫合とネラトンカテーテルの挿入
出血が多い場合は前後の子宮腟部粘膜を切除面にかぶせるように縫合する（Sturmdorf縫合）.最後に8Frネラトンカテーテルを子宮頸管内に挿入する.

■ 文献

1) Wright TC, Massad LS, Dunton CJ, et al. 2006 consensus guidelines for the management of women with cervical intraepithelial neoplasia or adenocarcinoma in situ. Am J Obstet Gynecol. 2007; 197: 340-5.

〈満下淳地〉

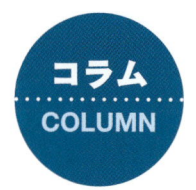

コラム COLUMN　CIN 患者と不妊治療―HPV 感染予防

　30 代後半女性においては，CIN と不妊症が合併することがある．腫瘍と生殖という別の領域の問題であるが，1 人の女性に対する産婦人科診療としては適切に対処する必要がある．CIN 治療とその後の不妊治療（とくに IVF）に関しては以下のとおりである．

　大規模なメタアナリシスによれば，fertility に関してコールドナイフおよび LEEP による治療後の妊娠の転帰や妊娠までの期間に差がなく，CIN 治療による妊娠への直接の影響はないとされる[1]．治療による頸管狭窄の関連が若干懸念されるが，明確に検討されたものはない．LEEP，CO_2 レーザー蒸散，ablative technique による CIN 治療は，その後の IVF になる可能性を高めることはない[2]．一般に IVF による妊娠では，早産リスクが高まる．また，CIN 治療でも早産リスクは高まる傾向にある．したがって，CIN 治療後の IVF 妊娠での早産リスクは，CIN 治療も IVF も行っていない女性に比べて，早産リスクは 3.42 倍に増加する．ただし，これは母体の年齢が高いこと，および妊娠回数に依存する．つまり，適切な CIN 治療を行った比較的若い女性に対しては，IVF などの不妊治療や早産に関する過度の不安を与えないことが望まれる．また，CIN は消退する病変が多いことから決して治療を早まる必要はない．

　なお，別のメタアナリシスでは CIN に対する治療の有無にかかわらず，CIN をもっていることで早産のリスクが 2.0 倍に増加することが示されている[3]．その理由は明らかにされていないが，社会経済的な疫学因子が関与していることが想像される．また，IVF 患者の子宮頸部における HPV 感染の有無を調べたところ，IVF 妊娠率に有意に差がみられ，HPV 陽性女性では 23.5％，HPV 陰性女性では 57.0％であった[4]．HPV 感染は卵巣刺激には影響を与えておらず，免疫学的に HPV 感染を排除できないことと子宮内着床の関連が推察されている．さらに，最近では HPV が精子に感染し精子機能に影響することが示唆されている．

　これらを考慮すると，HPV 感染あるいは CIN の存在自体が早産リスクに関連しており，生殖医療の観点からも HPV 感染を防ぐことが有用であることになる．HPV 感染予防のためのワクチンは不妊症治療の現場でも妊娠率向上と早産予防のために推奨されるといえよう．

■ 文献

1) Kyrgiou M, et al. Obstetric outcomes after conservative treatment for intraepithelial or early invasive cervica lesions: systemic review and meta-analysis. Lancet. 2006; 367: 489-98.
2) Jakobsson M, et al. Treatment for cervical intraepithelial neoplasia and subsequent IVF deliveries. Human Reprod. 2008; 23: 2252.
3) Bruinsma F, et al. Precancerous changes in the cervix and risk of subsequent preterm birth. BJOG 2007; 114: 70.
4) Spandorfer SD, et al. Prevalence of cervical HPV in women undergoing IVF and association with outcome. Fertil Steril. 2006; 86: 765.

〈今野　良〉

コラム

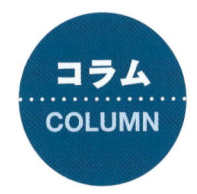

要注意！ CIN治療で頸部を取りすぎてはいけない
― CIN治療が周産期合併症に及ぼす影響 ―

　最近，若年者の子宮頸癌患者が増加し，上皮内癌の平均患者は30歳代半ばである．一方，女性の結婚の平均年齢はおよそ30歳であり，初産の年齢も30歳代半ばである．したがって，この年代の挙児希望女性のCIN罹患が増加している背景があり，CINの治療が流産，早産，低体重出生時の増加に繋がらないような配慮が望まれる．

　最新の子宮頸部円錐切除術に関するメタアナリシスでは，各治療法と周産期死亡，早産，低体重出生児の関連を調査した[1]（図22，図23）．レーザー円錐切除術は1,500gまたは2,000g未満の低体重出生児が増加した．コールドナイフによる円錐切除術では，周産期死亡が2.87倍，32〜34週の早産が2.78倍，28〜30週の早産が5.33倍，2,000g未満の低体重出生児が2.86倍，いずれも有意に増加した．一方，LEEPおよびablative techniqueである凍結療法，CO_2レー

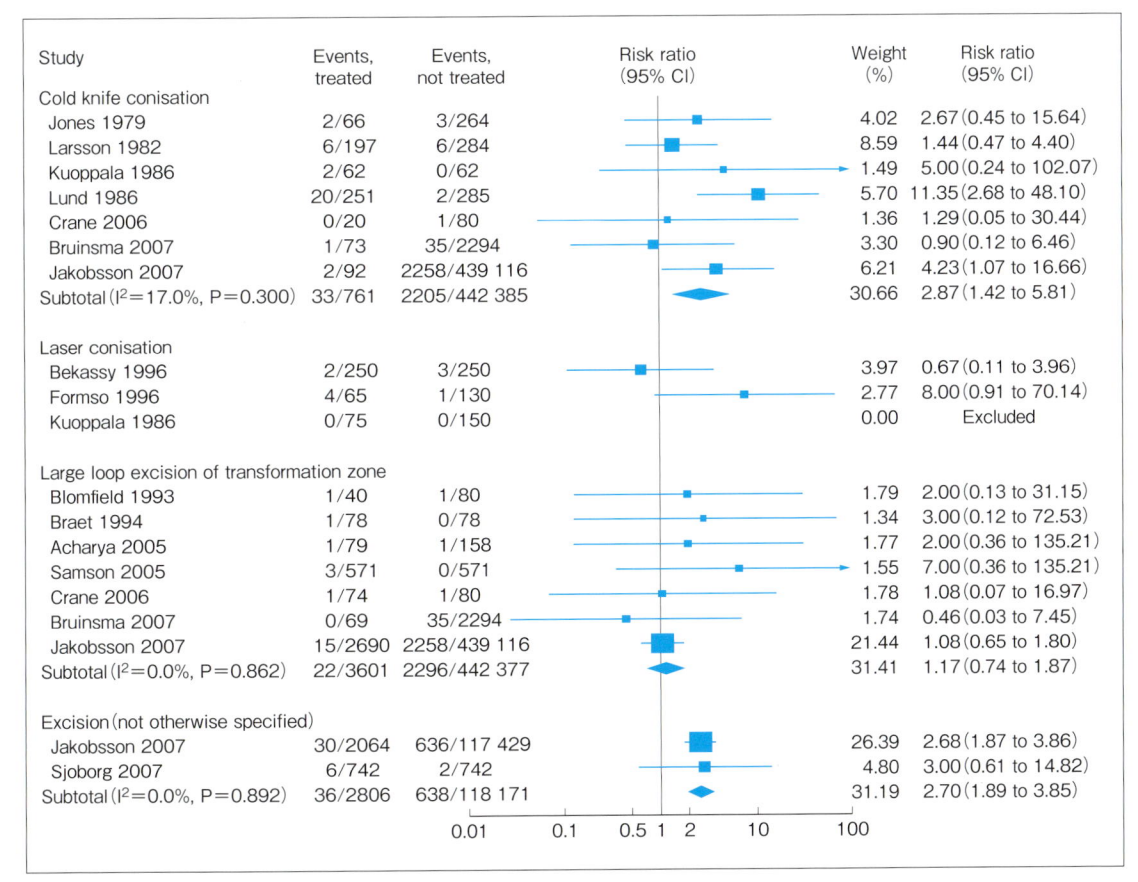

Study	Events, treated	Events, not treated	Risk ratio (95% CI)	Weight (%)	Risk ratio (95% CI)
Cold knife conisation					
Jones 1979	2/66	3/264		4.02	2.67 (0.45 to 15.64)
Larsson 1982	6/197	6/284		8.59	1.44 (0.47 to 4.40)
Kuoppala 1986	2/62	0/62		1.49	5.00 (0.24 to 102.07)
Lund 1986	20/251	2/285		5.70	11.35 (2.68 to 48.10)
Crane 2006	0/20	1/80		1.36	1.29 (0.05 to 30.44)
Bruinsma 2007	1/73	35/2294		3.30	0.90 (0.12 to 6.46)
Jakobsson 2007	2/92	2258/439 116		6.21	4.23 (1.07 to 16.66)
Subtotal (I^2=17.0%, P=0.300)	33/761	2205/442 385		30.66	2.87 (1.42 to 5.81)
Laser conisation					
Bekassy 1996	2/250	3/250		3.97	0.67 (0.11 to 3.96)
Formso 1996	4/65	1/130		2.77	8.00 (0.91 to 70.14)
Kuoppala 1986	0/75	0/150		0.00	Excluded
Large loop excision of transformation zone					
Blomfield 1993	1/40	1/80		1.79	2.00 (0.13 to 31.15)
Braet 1994	1/78	0/78		1.34	3.00 (0.12 to 72.53)
Acharya 2005	1/79	1/158		1.77	2.00 (0.36 to 135.21)
Samson 2005	3/571	0/571		1.55	7.00 (0.36 to 135.21)
Crane 2006	1/74	1/80		1.78	1.08 (0.07 to 16.97)
Bruinsma 2007	0/69	35/2294		1.74	0.46 (0.03 to 7.45)
Jakobsson 2007	15/2690	2258/439 116		21.44	1.08 (0.65 to 1.80)
Subtotal (I^2=0.0%, P=0.862)	22/3601	2296/442 377		31.41	1.17 (0.74 to 1.87)
Excision (not otherwise specified)					
Jakobsson 2007	30/2064	636/117 429		26.39	2.68 (1.87 to 3.86)
Sjoborg 2007	6/742	2/742		4.80	3.00 (0.61 to 14.82)
Subtotal (I^2=0.0%, P=0.892)	36/2806	638/118 171		31.19	2.70 (1.89 to 3.85)

図22 Excisional techniqueに関連する周産期死亡（文献1から）

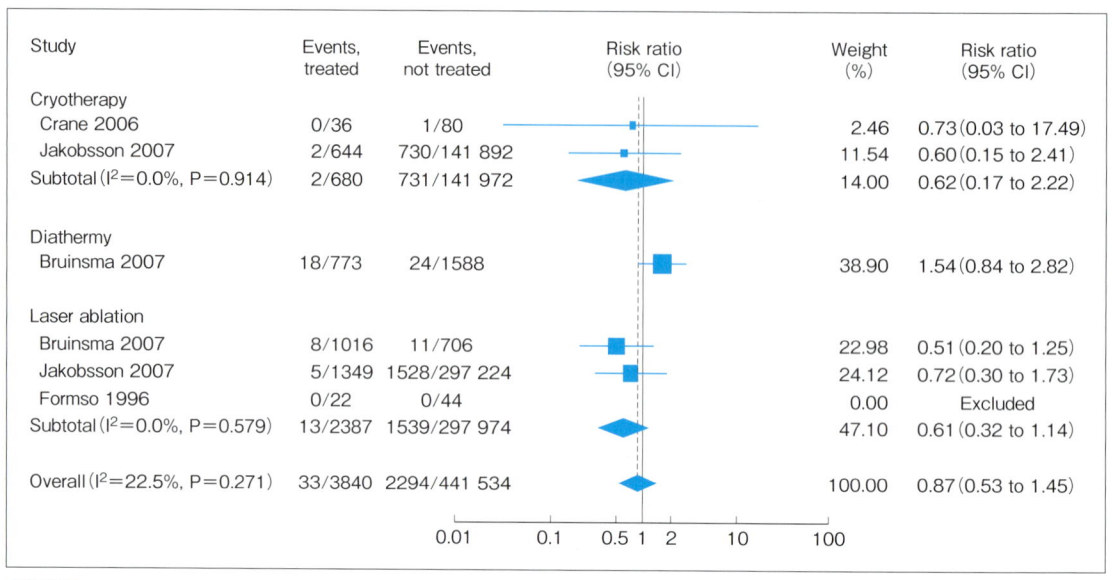

Study	Events, treated	Events, not treated	Risk ratio (95% CI)	Weight (%)	Risk ratio (95% CI)
Cryotherapy					
Crane 2006	0/36	1/80		2.46	0.73 (0.03 to 17.49)
Jakobsson 2007	2/644	730/141 892		11.54	0.60 (0.15 to 2.41)
Subtotal ($I^2=0.0\%$, P=0.914)	2/680	731/141 972		14.00	0.62 (0.17 to 2.22)
Diathermy					
Bruinsma 2007	18/773	24/1588		38.90	1.54 (0.84 to 2.82)
Laser ablation					
Bruinsma 2007	8/1016	11/706		22.98	0.51 (0.20 to 1.25)
Jakobsson 2007	5/1349	1528/297 224		24.12	0.72 (0.30 to 1.73)
Formso 1996	0/22	0/44		0.00	Excluded
Subtotal ($I^2=0.0\%$, P=0.579)	13/2387	1539/297 974		47.10	0.61 (0.32 to 1.14)
Overall ($I^2=22.5\%$, P=0.271)	33/3840	2294/441 534		100.00	0.87 (0.53 to 1.45)

図23 Ablative technique に関連する周産期死亡（文献1から）

表2 治療法別の早産リスク（文献1から）
・切除組織が大きくなりがちなコールドナイフは早産ハイリスク
・アブレーションでのリスクはほとんどない
・LEEP の場合はその中間のリスク―軽微なリスクではあるが注意は必要

	周産期死亡率	32-34 w の早産	低出生体重児 < 2,000 g	低出生体重児 < 1,500 g
コールドナイフ	2.87 (1.42-5.81)	2.78 (1.72-4.51)	2.47 (1.43-4.28)	3.01 (1.38-6.56)
LEEP	1.17 (0.74-1.87)	1.20 (0.50-2.89)		
アブレーション	0.87 (0.53-1.45)	0.88 (0.49-1.56)	1.01 (0.71-1.45)	1.09 (0.64-1.83)

　ザー蒸散では，これらのリスクの有意な増加はなかった．従来の報告では，excisional technique ではいずれにおいても，早産および低体重出生児のリスクが増加するといわれてきたが，LEEP に関しては，周産合併症の有意な増加はみられず，リスクは軽微であることが示された（表2）．汎用されている LEEP にとっては心強い結果である．
　ただし，LEEP といえどもすべて安全というわけではない．子宮頸部の切除深度（切除する標本の大きさ）が重要である．円錐切除術の切除深度と早産のリスクには明らかな関係がある[2]．切除深度が 10 mm 以下では早産のリスクは増加しないが，10 mm を超えると早産のリスクは有意に高くなり，2.61 倍になる（図24）．切除深度は最小限にとどめる必要がある．一般に，コールドメスや超音波メスを用いた円錐切除術では，標本が大きく（切除深度が深く）なる傾向があるので，とくに注意が必要である．超音波メスによる円錐切除術は著者らが初めて報告した方法

> コラム

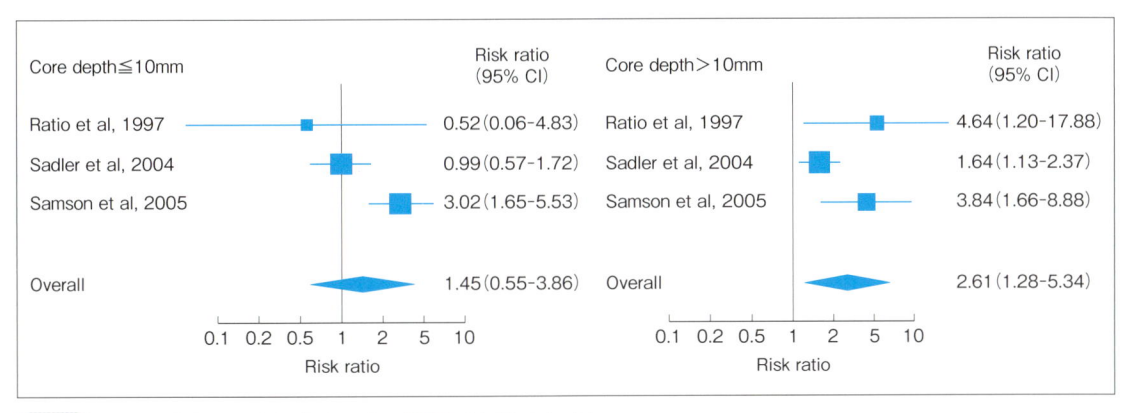

Core depth≦10mm	Risk ratio (95% CI)	Core depth＞10mm	Risk ratio (95% CI)
Ratio et al, 1997	0.52 (0.06-4.83)	Ratio et al, 1997	4.64 (1.20-17.88)
Sadler et al, 2004	0.99 (0.57-1.72)	Sadler et al, 2004	1.64 (1.13-2.37)
Samson et al, 2005	3.02 (1.65-5.53)	Samson et al, 2005	3.84 (1.66-8.88)
Overall	1.45 (0.55-3.86)	Overall	2.61 (1.28-5.34)

図24 円錐切除術の切除深度と早産の関係（文献2から）

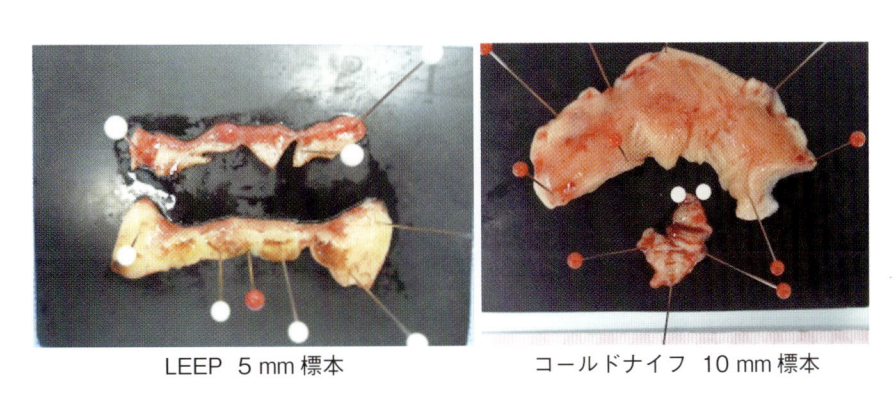

図25 切除標本の比較
（LEEP 5mm標本／コールドナイフ 10mm標本）

だが[3]．コールドナイフおよびCO_2レーザーよりも有用性が高いという検討はあるもののメタアナリシスなどはない[4,5]．決して切除深度が深くならないよう，円錐よりはむしろ浅いドーム状に切除するように心がけるべきである（図25）．

CIN治療の際には，事前に超音波検査で子宮頸管長を測定しておき，治療後にその変化を観察すべきである．私たちの経験では，通常，子宮頸管長は40mm程度であり，LEEP後には一時的に30mm程度に短縮する．しかし，切除深度が10mm以下の場合には多くの場合，時間の経過とともに子宮頸管長はほぼ元通りに復する．「トカゲの尻尾」のような再生が期待できる．一方，20mm以上の切除深度になると子宮頸管が再度延長することはなく，腟鏡診では子宮頸管が認められず「蟻地獄」のような腟壁の陥凹がみられるだけになる．この状態では，子宮頸管縫縮術もままならず，早産が起きることはやむを得ない結果となる．所詮1mmにも満たない深度の病変に対して子宮頸管を取りすぎることの罪をくれぐれも念頭におくべきである．

また，LEEP後2〜3カ月以内は早産リスクが高まると報告されており，妊娠許可に関しては術後3カ月以降とする．

■ 文献

1) Arbyn M, et al. Peritoneal mortality and other severe adverse pregnancy outcomes associated with treatment of cervical intraepithelial neoplasia: meta-analysis. BMJ. 2008; 237: a1284.
2) Kyrgiou M, Koliopoulos G, Martin-Hirsch P, et al. Obstetric outcomes after conservative treatment for intraepithelial or early invasive cervica llesions: systemic review and meta-analysis. Lancet. 2006; 367: 489-8.
3) Konno R, et al. Conization of the cervix using harmonic scalpel. Tohoku J Exp Med.1999 ;189: 171-8.
4) Akahira J, Konno R, Moriya T, et al. Conization by harmonic scalpel for cervical intraepithelial neoplasia: a clinicopathological study. Gynecol Obstet Invest. 2000; 50: 264-8.
5) Kartsiounis C, Koutlaki N, Evaggelinos D, et al. Comparison of the ultrasonic scalpel to CO_2 laser in cervical conization. Minim Invasive Ther Allied Technol.2011 ;20:185-8.

〈今野　良〉

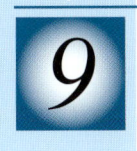

Chapter 9 子宮頸癌の診断

はじめに

　子宮頸癌の進行期（FIGO 臨床進行期分類）は，子宮体癌や卵巣癌などの婦人科悪性腫瘍と異なり，内診所見に基づいて治療前に決定される．この進行期診断が治療方針に直結するため，その診断には十分な経験が必要となってくる．

　臨床所見により進行期を決定し，その後の臨床検査結果により進行期の変更をしてはならないとされるが，実際には，コルポスコピー所見や膀胱鏡，IVP，直腸鏡，直腸・膀胱粘膜生検の結果も参考として，総合的に診断している．CT，MRI などの画像検査の所見は，進行期決定には用いてはならないとされるが，リンパ節転移の評価や遠隔転移，腫瘍の進展や大きさの評価が可能であり，治療計画決定に有用なため，FIGO 婦人科腫瘍委員会では，画像診断を用いることを推奨している．

1 病理診断

　Ⅰb 期以上の進行子宮頸癌の場合，腟鏡診で肉眼的に診断可能な場合が多いが，Ⅰb 期未満の病変や内方発育する病変の場合は，病理学的診断で初めて診断に至ることが多い．

　子宮頸部細胞診により異常を認めた場合，コルポスコピー下に狙い組織診を行い，組織診断を行う．

a）細胞診

　子宮頸部および頸管内をブラシまたはヘラなどで擦過して検体を採取し，直ちにスライドグラスに塗抹して速やかに固定する．

　子宮頸部腺癌は頸管腺領域から発生すること，また閉経後は SCJ が内反することから，細胞診の採取は頸部のみではなく，頸管内からも同時に施行することが大切である．

　細胞診の評価には，従来の日母分類ではなく，ベセスダシステムを用いる．詳細は「Chapter 4. 細胞診」の項を参照されたい．

b）組織診

　子宮頸部細胞診で異常が認められた場合はコルポスコピー検査を行い，病変の程度，局在，広がりを確認してその部位から狙い生検をする．

　子宮頸部に酢酸加工を施したのち，コルポスコープで十分に観察し，異常所見の有無を検索する．所見はコルポスコピー学会の分類に準じて記載する．生検用の切除鉗子を用いてできるだけ大きく，深く切除すると診断しやすい標本となる．

表1 子宮頸癌取扱い規約組織分類（日本産科婦人科学会，他編．子宮頸癌取扱い規約，改訂第2版[1]より一部改変）

子宮頸癌取扱い規約第2版

A. 上皮性腫瘍と関連病変
　Epithelial Tumours and Related Lesions
　a. 扁平上皮病変 SQUAMOUS LESIONS
　　1) 扁平上皮乳頭腫 Squamous papilloma
　　2) 尖圭コンジローマ Condyloma acuminatum
　　3) 異形成-上皮内癌 Dysplasia-carcinoma in situ
　　　子宮頸部上皮内腫瘍 Cervical intraepithelial neoplasia
　　　（CIN）
　　　a) 軽度異形成 Mild dysplasia（CIN1）
　　　b) 中等度異形成 Moderate dysplasia（CIN2）
　　　c) 高度異形成 Severe dysplasia（CIN3）
　　　d) 上皮内癌 Carcinoma in situ（CIN3）
　　4) 微小浸潤扁平上皮癌 Microinvasive squamous cell carcinoma
　　5) 扁平上皮癌 Squamous cell carcinoma
　　　a) 角化型 Keratinizing
　　　b) 非角化型 Nonkeratinizing
　　　c) 特殊型 Special type
　　　　（1）疣（いぼ）状癌 Verrucous carcinoma
　　　　（2）コンジローマ様癌 Condylomatous carcinoma
　　　　（3）乳頭状扁平上皮癌 Papillary squamous cell carcinoma
　　　　（4）リンパ上皮腫様癌 Lymphoepithelioma-like carcinoma
　b. 腺上皮病変 GLANDULAR LESIONS
　　1) 内頸部ポリープ Endocervical polyp
　　2) ミュラー管乳頭腫 Müllerian papilloma
　　3) 腺異形成 Glandular dysplasia
　　4) 上皮内腺癌 Adenocarcinoma in situ
　　5) 微小浸潤腺癌 Microinvasive adenocarcinoma
　　6) 腺癌 Adenocarcinoma
　　　a) 粘液性腺癌 Mucinous adenocarcinoma
　　　　（1）内頸部型 Endocervical type
　　　　　（a）悪性腺腫 Adenoma malignum
　　　　　（b）絨毛腺管状乳頭腺癌 Villoglandular papillary adenocarcinoma
　　　　（2）腸型 Intestinal type
　　　b) 類内膜腺癌 Endometrioid adenocarcinoma
　　　c) 明細胞腺癌 Clear cell adenocarcinoma
　　　d) 漿液性腺癌 Serous adenocarcinoma
　　　e) 中腎性腺癌 Mesonephric adenocarcinoma
　c. その他の上皮性腫瘍
　　OTHER EPITHELIAL TUMOURS
　　1) 腺扁平上皮癌 Adenosquamous carcinoma
　　2) すりガラス細胞癌 Glassy cell carcinoma
　　3) 腺様嚢胞癌 Adenoid cystic carcinoma
　　4) 腺様基底細胞癌 Adenoid basal carcinoma
　　5) カルチノイド Carcinoid
　　6) 小細胞癌 Small cell carcinoma
　　7) 未分化癌 Undifferentiated carcinoma
B. 間葉系腫瘍 Mesenchymal Tumours
　　1) ブドウ状肉腫（胎児性横紋筋肉腫）Sarcoma botryoides（embryonal rhabdomyosarcoma）
C. 上皮性・間葉性混合腫瘍
　　Mixed Epithelial and Mesenchymal Tumours
　　1) 腺線維腫 Adenofibroma
　　2) 腺筋腫 Adenomyoma
　　　異型ポリープ様腺筋腫（変異型）
　　　　Atypical polypoid adenomyoma（variant）
　　3) 腺肉腫 Adenosarcoma
　　　a) 同所性腺肉腫 Adenosarcoma, homologous
　　　b) 異所性腺肉腫 Adenosarcoma, heterologous
　　4) 癌肉腫 Carcinosarcoma
　　　a) 同所性癌肉腫 Carcinosarcoma, homologous
　　　b) 異所性癌肉腫 Carcinosarcoma, heterologous
　　　（悪性中胚葉性混合腫瘍，悪性ミュラー管混合腫瘍
　　　　Malignant mesodermal mixed tumours,
　　　　Malignant mullerian mixed tumours）
D. その他の腫瘍 Miscellanous Tumours
　　1) 悪性黒色腫 Malignant melanoma
　　2) 悪性リンパ腫 Malignant lymphoma
E. 続発性腫瘍 Secondary Tumours

SCJ がみえない，いわゆる UCF の場合や，子宮頸管内病変が疑われる症例では，コルポスコピー検査での観察が困難であるので，頸管内膜掻爬による組織診断を行う．

c）円錐切除術による病理診断

頸管内膜掻爬でも異常所見が得られないが，細胞診で異常所見が持続する場合や，微小浸潤癌を疑う場合は，子宮頸部円錐切除術による組織検査を行う．円錐切除術にはコールドナイフ，LEEP（loop electrosurgical excision procedure），CO_2 レーザーなどで切除を行うが，腺系病変

を疑う場合は，より深く切除が可能で，熱変性を起こさないコールドナイフ法が優れている．

円錐切除標本は，原則として前壁12時の位置で縦軸方向に切開し，粘膜面を十分に進展させて板上に張り付け，ホルマリン液に固定し，方向がわかるように図示しておく．

d）組織型について

子宮頸がんの約80％は扁平上皮癌だが，腺癌の発生が近年増加傾向にあり，15〜20％に及ぶとされる．組織型分類を表に示す（表1）．

2 進行期診断

子宮頸癌進行期診断については，FIGO国際婦人科産科連合の進行期分類を用いる．従来のFIGO分類を改定した新FIGO分類（表2）が，2008年9月にFIGO理事会で承認された．本項目では，新FIGO分類に準じて解説する．

a）Ⅰa期子宮頸癌の診断

Ⅰa期は組織学的にのみ診断できる浸潤癌であり，肉眼的に明らかな病巣であれば，Ⅰb期以上の診断となる．間質浸潤の深さが5 mm以内，縦軸方向の広がりが7 mmを超えない程度の浸潤癌であるため，病理学的検査以外の諸検査では，異常を見いだすのが困難である．手術で子宮頸部円錐切除術や子宮全摘術を行った際は，その病変の広がりを再検討する必要があり，間質浸潤の深さ，広がりにより，Ⅰa1期，Ⅰa2期に細分類する．

b）Ⅰb期以上の子宮頸癌の診断

Ⅰb期以上の進行期の決定には，腫瘍径，周囲組織への浸潤の有無について検討が必要である．
①Ⅰb期

Ⅰb期は子宮頸部に病変が限局し，周囲への浸潤がないものであり，腫瘍径が4 cmを超えるか否かでⅠb1，Ⅰb2期に細分類する．内診，腟鏡診にて腟壁浸潤，子宮傍組織浸潤の有無を確認する．どちらかでも所見があればⅡ期以上となる．
②Ⅳ期

隣接臓器である膀胱，直腸粘膜まで浸潤がある場合，Ⅳa期の診断となる．Ⅳa期の診断には血尿の有無や尿細胞診，直腸診などが参考になるが，浸潤が疑わしい場合には直腸鏡，膀胱鏡による粘膜浸潤の有無の確認が必要で，場合によっては同部位の生検も行う．

がんが小骨盤を超えて広がったものがⅣb期である．他臓器転移やリンパ節転移の有無は，通常，スクリーニングCTを行わないと判断できないが，鎖骨上窩リンパ節に関しては，触診で明らかに腫大しているものに関しては，転移の可能性について判断できることもある．頸部リンパ節の触診を行った結果，明らかな腫大が認められる場合には頸部超音波，必要に応じて穿刺細胞診，生検などを検討する．

表2 子宮頸癌のFIGO進行期分類新旧対照表

旧FIGO臨床進行期分類（1994年）	新FIGO臨床進行期分類（2008年）　下線が変更箇所
0期：上皮内癌	(0期は削除された)
I期：癌が子宮頸部に限局するもの（体部浸潤の有無は考慮しない）.	I期：癌が子宮頸部に限局するもの（体部浸潤の有無は考慮しない）.
IA期：組織学的にのみ診断できる浸潤癌. 肉眼的に明らかな病巣はたとえ表層浸潤であってもIb期とする. 浸潤は，計測による間質浸潤の深さが5 mm以内で，縦軸方向の広がりが7 mmをこえないものとする. 浸潤の深さは，浸潤がみられる表層上皮の基底膜より計測して5 mmをこえないものとする. 脈管（静脈またはリンパ管）侵襲があっても進行期は変更しない.	IA：組織学的にのみ診断できる浸潤癌. 肉眼的に明らかな病巣はたとえ表層浸潤であってもIb期とする. 浸潤は，計測による間質浸潤の深さが5 mm以内で，縦軸方向の広がりが7 mmをこえないものとする. 浸潤の深さは，浸潤がみられる表層上皮の基底膜より計測して5 mmをこえないものとする. 脈管（静脈またはリンパ管）侵襲があっても進行期は変更しない.
IA1期：間質浸潤の深さが3 mm以内で，広がりが7 mmをこえないもの.	IA1期：間質浸潤の深さが3 mm以内で，広がりが7 mmをこえないもの.
IA2期：間質浸潤の深さが3 mmをこえるが5 mm以内で，広がりが7 mmをこえないもの.	IA2期：間質浸潤の深さが3 mmをこえるが5 mm以内で，広がりが7 mmをこえないもの.
IB期：臨床的に明らかな病巣が子宮頸部に限局するもの，または臨床的に明らかではないがIA期をこえるもの.	IB期：臨床的に明らかな病巣が子宮頸部に限局するもの，または臨床的に明らかではないがIA期をこえるもの.
IB1期：病巣が4 cm以内のもの.	IB1期：病巣が4 cm以内のもの.
IB2期：病巣が4 cmをこえるもの.	IB2期：病巣が4 cmをこえるもの.
II期：癌が子宮頸部をこえて広がっているが，骨盤壁または腟壁下1/3には達していないもの.	II期：癌が子宮頸部をこえて広がっているが，骨盤壁または腟壁下1/3には達していないもの.
IIA期：腟壁浸潤が認められるが，子宮傍組織浸潤は認められないもの.	IIA期：腟壁浸潤が認められるが，子宮傍組織浸潤は認められないもの.
IIB期：子宮傍組織浸潤の認められるもの.	<u>IIA₁期：病巣が4 cm以内のもの.</u>
III期：癌浸潤が骨盤壁にまで達するもので，腫瘍塊と骨盤壁との間にcancer free spaceを残さない. または，腟壁浸潤が下1/3に達するもの.	<u>IIA₂期：病巣が4 cmをこえるもの.</u>
IIIA期：腟壁浸潤は下1/3に達するが，子宮傍組織浸潤は骨盤壁にまでは達していないもの.	IIB期：子宮傍組織浸潤の認められるもの.
IIIB期：子宮傍組織浸潤が骨盤壁にまで達しているもの，または明らかな水腎症や無機能腎を認めるもの.	III期：癌浸潤が骨盤壁にまで達するもので，腫瘍塊と骨盤壁との間にcancer free spaceを残さない. または，腟壁浸潤が下1/3に達するもの.
IV期：癌が小骨盤腔をこえて広がるか，膀胱，直腸粘膜を侵すもの.	IIIA期：腟壁浸潤は下1/3に達するが，子宮傍組織浸潤は骨盤壁にまでは達していないもの.
IVA期：膀胱，直腸粘膜への浸潤があるもの.	IIIB期：子宮傍組織浸潤が骨盤壁にまで達しているもの，または明らかな水腎症や無機能腎を認めるもの.
IVB期：小骨盤腔をこえて広がるもの.	IV期：癌が小骨盤腔をこえて広がるか，膀胱，直腸粘膜を侵すもの.
	IVA期：膀胱，直腸粘膜への浸潤があるもの.
	IVB期：小骨盤腔をこえて広がるもの.

③ II期，III期

癌が子宮頸部を超えて広がり，小骨盤を超えないものがII期，III期であるが，この病期の診断には，腟壁浸潤，子宮傍組織浸潤の程度が重要になってくる.

腟壁浸潤の有無は，腟鏡診で腟壁全体を観察すること，内診で頸部から連続した腟壁を全周性に触診し，平滑であるはずの腟壁に不整なところがないか，慎重に診察することで診断する.

表3 子宮頸癌II期，III期の診断

		子宮傍組織浸潤あり		なし
		骨盤壁に		なし
		達する	達しない	
腟壁浸潤あり	下 1/3 に達しない	ⅢB	ⅡB	ⅡA
	下 1/3 以下に達する	ⅢB	ⅢA	ⅢA
腟壁浸潤なし		ⅢB	ⅡB	Ⅰ

　子宮傍組織浸潤は，内診にて子宮頸部から連続する支持組織の硬結，子宮頸部の可動制限の有無にて判断する．

　腟壁浸潤については，浸潤が腟壁下 1/3 に達するか否か，子宮傍組織浸潤については浸潤が骨盤壁に達するか否かでⅡ期，Ⅲ期を判別する（表3）．

　新 FIGO 分類では，腫瘍径によりⅡa 期を細分類している．腫瘍径は内診所見でもある程度判断することが可能だが，その後の治療効果をみていくには，超音波所見や MR による腫瘍の正確な大きさの把握が必要となってくる．特に MR では，腫瘍径の計測が 3 次元的に可能であり，bulky な子宮頸癌の場合にぜひ施行したい検査である．

　また，Ⅲb 期の診断には水腎症，無機能腎の有無が評価に入るため，腹部超音波で水腎症の有無を確認し，所見がある場合には腎機能の評価を行う必要がある．両側水腎症をきたしている場合は，腎後性腎不全をきたしている可能性がある．尿路の閉塞機転を調べるのに，腹部骨盤 CT や IVP が参考になる．

3 補助診断

　子宮頸癌の進行期決定の補助診断として，以下のようなものがあげられ，必要に応じて行う．

- 膀胱鏡，膀胱粘膜生検
- CT
- 尿路造影検査
- MRI
- 直腸鏡，直腸粘膜生検
- 腫瘍マーカー

① CT

　主に他臓器転移，リンパ節転移の有無，水腎症の有無と水腎症がある場合はその閉塞機転の検索に用いられる．

　転移のスクリーニングのためには，頸部から骨盤まで，可能なら造影剤を使用して行う．

② MRI

　病変の広がりや腫瘍を 3 次元的に捉えるのに有用である．また，放射線治療や化学放射線治療を行った際に，その治療効果判定をするうえでも視覚的にとらえやすい．

　子宮頸がんは T2 強調像で高信号の腫瘍として描出され，低信号の子宮頸部間質との明瞭なコントラストを構成する．

　子宮傍組織浸潤や腟壁浸潤，直腸，膀胱浸潤についても MR 所見が参考にできるが，うっ血や

＜子宮頸がん診断　チェックリスト＞

□腟鏡診
　・肉眼的に浸潤癌か？
　　　　Yes→Ⅰb期以上
　　　　No →Ⅰa期以下　or　頸管内病変，内向性発育病変
　　　　　　頸管内細胞診，生検
　・腟壁浸潤を認めるか？
　　　　Yes→Ⅱ期以上
　　　　　　腟壁下1/3に達するか？
□内診
　・腟壁浸潤　　全周性に腟壁が平滑，軟か？
　　　　No→Ⅱ期以上
　　　　　→浸潤が腟壁1/3に達するか？
　・傍組織浸潤を認めるか？
　　　　Yes→Ⅱ期以上
　・腟壁浸潤，傍組織浸潤ともに認めず→Ⅰb期の疑い
　・腫瘍径（　　）cm
□直腸診　直腸粘膜の不整あるか？
　　　　あり　or　疑いあり→Ⅳa期の疑い
　　　　　　　　→便潜血検査，直腸鏡，直腸粘膜生検
□鎖骨上窩リンパ節触知
　　　　腫大あり→Ⅳb期の疑い
　　　　　　　→頸部エコー，細胞診，生検
□細胞診（腟部，頸管内から採取）
□コルポスコピー検査，生検
　　SCJ内反，頸管内病変が疑われる場合は頸管内膜搔爬
□超音波
　・腫瘍径　（　　）cm
　・卵巣腫大（卵巣転移の可能性）
　・膀胱壁の不整，膀胱浸潤の可能性
　　　　あり→尿細胞診（カテーテル尿），膀胱鏡，膀胱粘膜生検
　・水腎症の有無
　　　　あり→Ⅲb期以上の疑い
　　　　　　→腎機能確認，尿管ステント，腎瘻造設の必要性
　　　　　　→ IVP，造影CTで閉塞機転（がんによる閉塞か）
□血液検査
　　貧血の有無→輸血の必要性
　　腎機能障害の有無→緊急透析の必要性（電解質異常の有無）
　　　　　　→尿管ステント，腎瘻造設
　　腫瘍マーカー　SCC，CEA，CA125
□明らかな浸潤癌であれば，スクリーニングCT，骨盤部MR

　各々の検査を総合的に評価して病期診断を行い，CT，MRIの所見を参考に治療方針を決定する．

浮腫による浸潤の偽陽性例や粘膜浸潤までの評価が困難であること，病期が進行するほど手術適応がないため正診率の評価ができないことなどの点より，病期診断においては，参考までにおさえるべきであろう．

③腫瘍マーカー

　腫瘍マーカーはがんの診断のみならず，治療効果判定や再発診断のうえでも有用である．扁平上皮癌であればSCC，CEA，腺癌ではさらにCA125などが測定される．小細胞癌はNSE測定が有用なことがある．

　喫煙者，腎不全患者はSCCが上昇しやすく，参考にならない場合があるので注意する．

文献

1) 櫻木範明．子宮頸癌，子宮体癌，子宮体肉腫，外陰癌の新しいFIGO進行期分類についての解説．日産婦誌．2010; 62: 1084-100.
2) 日本産科婦人科学会，編．子宮頸癌取扱い規約．第2版．東京：金原出版；1997．

〈浅尾有紀〉

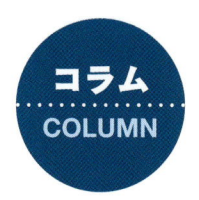

コラム COLUMN 妊婦の子宮頸がん検診

　日本では20歳以上の女性に子宮頸がん検診を受けることを勧めている．しかし，わが国における子宮頸がん検診受診率は約20％と推定されており，諸外国に比べてきわめて低率である．なかでも20代，30代の若年者の受診率はさらに低率で，公的検診においては僅か数パーセントといわれている．子宮頸部の異形成や上皮内癌が見つかる最多年齢は30代であり，20代，30代の若年者に子宮頸がん検診を行うことは，初期の段階で病変を発見するうえで重要である．

　現在，日本女性が第一子を出産する平均年齢は29.5歳である（2008年厚労省データ）．1975年が25.7歳であったのと比べると，明らかに上昇傾向が認められる．このことは妊婦の年齢層と異形成や上皮内癌が見つかる年齢がちょうど重なってきたことを意味している．前述のように若年者の子宮頸がん検診の受診率は低率であるため，妊娠して初めて産婦人科を受診する人が多い．よって妊娠を契機に受診したこの若年層に対し子宮頸がん検診を施行することは理にかなっているといえる．

　厚労省は2007年度から妊婦検診における子宮頸部細胞診の公費補助を推奨している．2010年の時点で全国の約8割の市町村において公費補助が行われており，その割合は年々増加している．栃木県では県内全市町村において同一の公費補助が行われている．そこで妊婦に対して行われた子宮頸がん検診の実態調査（2007年から3年間で総数約4万人の妊婦を対象）を行ったところ，全妊婦の約9割に検診が施行されており，要精検率は1.5％，妊娠が発見の契機となって子宮頸がんと診断された人は約0.03％であり，通常の検診とほぼ同様の値であった．栃木県全域で年間約40人のCIN 2以上症例が，また約4人の浸潤癌が妊婦検診を契機に発見されていることになる．

　年齢別にみると，施行率は10代が約8割と低率だったが，これは妊婦検診未受診者が多いことなどが影響したと考えられた．また20代，30代の妊婦の検診受診者数は，同年の公的検診受診者数とほぼ同数であった．よって若年者のがん検診受診率やその特徴を議論する際，これら妊婦の検診受診結果を加味する必要がある．若年者においては検診受診者数が少ないことから結果にバイアスがかかりやすい．実際にほぼ同数の妊婦が加わることにより，よりバイアスの少ない真のデータが得られると考えられる．今後妊婦の子宮頸がん検診結果を集計し，公的検診と合わせて評価するシステムが必要と思われる．

　通常の子宮頸部細胞診採取器具は婦人科外来診療ガイドラインではヘラもしくはブラシが勧められている．「しかし妊婦においては出血の観点から綿棒も容認される」と記載されている．頸管内採取はサイトピックの子宮頸管内採取用端子，ブラシともに禁忌となっているが，実際に当科ではサイトピックのヘラ部分，すなわち子宮腟部用端子を用いている．有害事象を1,300例の院内症例で調査したが，処置不要の出血が約1％に認められたのみであり，妊婦においても安

全に行えた．また綿棒採取と比較して偽陽性率が低い傾向が認められたことから，妊婦においてもサイトピックは安全で精度の高いと考えている．

　今後若年層における検診の重要性はさらに増すことが予想される．各施設が妊婦に対するがん検診の意義を認識して施行することが大切である．

〈藤原寛行，鈴木光明〉

Chapter 10 子宮頸がんの治療

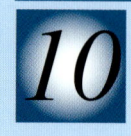

　子宮頸がんは扁平上皮癌が約 80％であり，腺癌が約 15％，腺扁平上皮癌が約 3〜5％である．その他は稀ではあるが，神経内分泌腫瘍や小細胞癌がある．子宮頸がんの治療は組織型および治療前の病期により決定される．2009 年 FIGO は新しい臨床進行期分類を提示した．旧分類との大きな違いは，臨床進行期 0 期が削除されたこと，IIa 期が腫瘍径 4 cm 以内の IIa1 期とそれをこえる IIa 2 期に分類されたことである．これによって，Ib 期および IIa 期はともに腫瘍径（4 cm）の違いによって治療方針を決定することができるようになり，非常に明快な取り扱いが可能になったと思われる．したがって，本稿では，新 FIGO 分類に基づいて治療方針を示す．妊娠合併例の扱いは，後半に別項とした．

1 扁平上皮癌の治療

a）旧分類上皮内癌──CIN 3 の治療

　第一選択：原則として子宮頸部円錐切除術を行う．
　単純子宮全摘術は妊孕性温存の希望のない場合で，とくに患者が希望する場合には選択肢に入れる．また，閉経後女性では，SCJ が十分に目視できない場合は円錐切除術にて病変の完全切除に至らない場合があり単純子宮全摘術を選択する．

b）I a 期の治療

　I a 期のうち，90％が I a 1 期である．脈管侵襲の有無，子宮頸部円錐切除術での切除断端の病変の有無，頸管内膜掻爬組織診，妊孕性温存希望の有無により個別に選択する．

① I a 1 期の治療

　第一選択：単純子宮全摘術が最も推奨されるが，子宮頸部円錐切除術も場合によって，第一選択となる．リンパ節転移は 0〜1.4％と報告され，ほとんどないと考えられるので，リンパ節郭清術は省略する．
　術前の細胞診や組織診で I a1 期が疑われるものの確定に至る根拠がない場合には，診断的および治療的手術として，子宮頸部円錐切除術を選択する．脈管侵襲がなく，切除断端が陰性であり，かつ頸管内膜掻爬組織診が陰性の場合には，根治的手術として，治療を終了させることができる．一方，上記のいずれかがみられる場合には，単純子宮全摘術または準広汎子宮全摘術が行われる．子宮頸部円錐切除術が推奨されるのは，妊孕性温存希望がある場合である．I a 1 期に対する子宮頸部円錐切除術の再発率は 3％以下である．
　準広汎子宮全摘術は，診断的円錐切除術で，脈管侵襲のある場合に選択され，その場合，骨盤リンパ節郭清の追加も検討する．

② Ⅰa2期の治療

第一選択：リンパ節郭清を含む準広汎子宮全摘術以上の手術が推奨される．リンパ節転移は2～8％と報告され，およそ5％に及ぶことから，少なくとも骨盤リンパ節郭清は必要である．リンパ節郭清省略の条件としては，診断的円錐切除術で詳細な病理組織学的検討が行われた結果，脈管侵襲がない場合である．ガイドライン改定以前は，広汎子宮全摘術が最も推奨されていたが，傍結合織への浸潤のリスクは低いため，基靭帯処理は不要であるとの報告が多い．縮小手術として容認される術式は，腟壁を全周性に含めた（拡大）単純子宮全摘術である．また，妊孕性温存希望症例で条件を満たす場合は円錐切除術のみで治療終了することも考慮しうる．

手術を希望しない，あるいは手術不能例では，放射線治療の対象になる．

c) Ⅰb1, Ⅱa1期の治療（4 cm以内）

第一選択としては，広汎子宮全摘術（骨盤リンパ節郭清を含む），あるいは放射線治療が推奨される．広汎子宮全摘術と放射線治療の効果は同等である．一般に，日本においては手術療法が第一選択であるが，欧米では放射線療法が第一選択となることが多い．広汎子宮全摘術（骨盤リンパ節郭清を含む），広汎子宮全摘術＋術後放射線療法，根治的放射線療法の治療成績には差がなく，有害事象が手術群に有意に多いとの報告があるためである．

広汎子宮全摘術を選択した場合，術後病理診断でリンパ節転移などがあり，再発リスク群と診断された場合には，術後に放射線療法あるいは化学放射線同時併用療法などが必要となる．

d) Ⅰb2期およびⅡa2期（4 cmを超える），局所的進行癌（Ⅱb～Ⅳa期）の治療

第一選択は，化学放射線同時併用療法である．bulky（4 cm以上）であるⅠb2期，Ⅱb2期は局所再発率が高く，同様の大きさの他の腫瘍と比較し，生存率が悪い．手術療法後の再発率は30％に及ぶ．

bulkyなⅠb2期，Ⅱa2期に対しては放射線単独療法が行われてきたが，さらに化学療法を併用することで50％進行のリスクを減少させること，3年生存率，6年生存率ともに良好な成績であることから，化学療法の併用（シスプラチンを基本としたレジメンによる）が推奨される．化学療法を併用するか否かに関わらず，放射線療法の予後は良好である．長期間（9～10週間以上）で治療した群は，短期間（6週間程度）で治療した群と比較し，再発率が高い．可能であれば56日以内に終了するとよい．

一方，広汎子宮全摘術を行った場合，術後補助療法が必要なことが多く，術後補助療法として放射線療法を行った場合の泌尿器系および消化器系の合併症発生率は高い．それと比較し，最初から化学放射線同時併用療法を施行した例では合併症の率が低い．

化学放射線同時併用療法後の子宮全摘術施行例では局所再発率は低い（2～5％）が遠隔転移率は高い（15～20％）ため，結果として非摘出例と比較し，生存率は変わらない．大きな腫瘍では中心が低酸素状態であり，放射線効果が不十分であることが多いので，7 cm以上の腫瘍，子宮体下部への浸潤がある場合，残存腫瘍径が大きい場合は摘出の意義があるかもしれない．摘

出の必要性の評価は，治療終了より 8～10 週間経過頃が良いと考えられる．

2 腺癌の治療

　　腺癌は扁平上皮癌と比較し，自然史，予後因子，初期治療の効果が異なり，予後不良とされている．そのため，治療の選択には工夫が必要である．腺癌の 93％がハイリスク HPV の感染が原因であるが，悪性腺腫や粘液性腺癌などの一部は HPV 陰性である．

a）上皮内腺癌の治療

　　第一選択は，単純子宮全摘術であるが，妊孕性温存希望例では子宮頸部円錐切除術が適応になる．上皮内腺癌は扁平上皮系の上皮内癌と異なり，特有のコルポスコピー所見を示さない場合もあり，病変の広がり，浸潤の深さを評価することが困難である．

　　上皮内腺癌以上の病変が疑われる場合には，コールドメスを用いた子宮頸部円錐切除術にて診断する．残存子宮頸管内の頸管内掻爬は必ず行う．切除断端陰性例でも約 20％に子宮側の残存病変があること，頸管内に skip lesion があることから妊孕性温存の必要がない場合には子宮全摘術が推奨される．

b）Ⅰa 期の治療

　　第一選択は準広汎子宮全摘術，単純子宮全嫡術または広汎子宮全摘術（骨盤リンパ節郭清を含む）である．妊孕性温存希望例では子宮頸部円錐切除術が適応になる．

　　診断的円錐切除術を行い，微小浸潤癌の中でも浸潤が深い 3 mm 以上のものについては準広汎子宮全摘術または広汎子宮全摘術＋骨盤リンパ節郭清を選択する．浸潤が浅い場合の骨盤リンパ節転移は稀であり，単純子宮全摘術で十分であるとの意見がある．妊孕性温存希望の場合に頸管を十分に切除した円錐切除術が施行され，病変の広がりが完全に確認され，病変が既存の頸管腺領域を超えないという条件がそろっている場合に限る．卵巣については 5 mm 以内の浸潤であれば，卵巣転移率は 0％であるとの報告があり，温存が可能である．

c）浸潤腺癌の治療

　　Ⅰ～Ⅱ期に対しては手術療法の予後が有意に良好であり，原則としては広汎子宮全摘術＋両側附属器切除術を選択する．ただし，3 cm 未満の腺癌に対しては放射線療法としても予後良好であり，合併症のある症例には適応となる．Ⅰb 期の卵巣転移率は 2％（SCC は 0.5％）であり，Ⅰb 期以上の症例は両側附属器切除術が必要である．傍大動脈リンパ節転移がある場合に摘出する意義は少ない．術前よりリンパ節転移の診断がされている場合には手術を適応としないほうがよい．

　　Bulky なⅠ～Ⅱ期，Ⅲ～Ⅳ期に対しては根治的放射線療法または化学放射線同時併用療法の適応が考慮されるが，最適薬剤などの推奨データはない．化学放射線同時併用療法後の子宮全摘術施行によって病理学的に遺残病変の確認ができるが，臨床的評価はまだない．

3 治療法について

a）手術療法

① 広汎子宮全摘術

　子宮全摘術は切除範囲により5つのタイプに分類されているが，Ⅰb期とⅡa期に対するタイプⅡ（準広汎子宮全摘術に相当）とタイプⅢ（広汎子宮全摘術に相当）ではほぼ同等の予後であるとの報告があるが，日本ではタイプⅢが選択されることが多い．

　両者を比較した無作為試験の結果ではタイプⅡでは腫瘍が完全切除に至っていれば，手術時間が短く，泌尿器系の合併症が少ない，同等の再発率，特異的な合併症率，5年生存率であった．

　タイプⅢの広汎子宮全摘術を施行したとしても，腫瘍を完全に切除するために腟を長く切除する必要性がないことが多くある．また，広汎子宮全摘術の際に，骨盤神経温存術を選択しても予後には差がなく，根治性を損なわない範囲で可能である．神経温存例では非温存例に比較し，排尿機能は有意に良好である．Nonbulkyな腫瘍で，完全切除できる見通しが高い症例では，神経温存の広汎子宮全摘術を選択すべきである．

　広汎子宮全摘術では，侵襲を減少させることを目的として，腟式広汎子宮全摘術と腹腔鏡下広汎子宮全摘術が行われている．さらにロボット手術が行われるようになってきている．いずれの方法においても根治性は同等であるとされている．試験的な検討において開腹広汎子宮全摘術と比較し，腹腔鏡下広汎子宮全摘術は出血量，在院日数，早期の回復，美容的な観点から術直後の経過が優れているという結果がでている．しかし，長期予後についての検討はまだなされていない．

　手術療法では卵巣温存が可能である．腟は短くなるものの機能が損なわれないため，性生活に支障をきたしにくい．追加で放射線療法が必要な場合でも卵巣を照射野外に移動固定させることで，卵巣機能を温存できる可能性がある．大きなリンパ節転移巣については摘出可能となれば予後の改善に寄与できる．リンパ節への広がりを把握することは，術後療法としての放射線照射野を決定する場合に有用である．ただし，術後に放射線が必要になった場合は，リンパ浮腫や排尿障害などの有害事象の頻度がさらに高くなる．

② 卵巣温存について

　扁平上皮癌では，卵巣温存例と摘出例の生存率に有意差はなく，根治性を損なうことはないとされている．しかし，組織別にみた卵巣転移率は扁平上皮癌0〜0.5％，腺癌2〜14％であり，腺癌で高率であるため，卵巣温存を行う症例は扁平上皮癌とする．温存にあたっては，卵巣に腫瘍性病変がないこと，転移がないことが必要である．卵巣転移の危険因子としては，子宮傍結合織浸潤，子宮体部浸潤，脈管侵襲などがあり，これらの点も考慮すべきである．摘出した際，卵巣機能が低下した際のホルモン補充療法は子宮頸がんの再発リスクを上昇させないので，エストロゲン補充（ERT）療法の対象になる．

③ 傍大動脈リンパ節郭清について

　日本においては，所属リンパ節ではないことから，傍大動脈リンパ節郭清を行うことは一般的ではない．米国では診断的に傍大動脈リンパ節生検が行われることもある．傍大動脈リンパ節郭清を追加することで，予後が改善することを証明した試験はない．

b) 根治的放射線療法

　Ⅰb期〜Ⅱa期（腫瘍径4 cm以下）に対する根治的放射線療法，広汎子宮全摘術，広汎子宮全摘術後放射線療法の間で，骨盤内再発率や生存率の差はない．手術適応リスクの高いⅠa期，比較的腫瘍径の小さいⅠb期〜Ⅱa期には十分に適応となる．放射線単独療法と化学放射線同時併用療法を比較すると，化学放射線同時併用療法の成績が良い．4 cm以上の症例については米国では手術療法ではなく，化学放射線同時併用療法が推奨されている．

① 放射線照射方法

　根治的治療においては外部照射と腔内照射を加えた治療が標準である．Ⅰa1期については腔内照射で十分である．腔内照射の線量率には低線量率と高線量率の2種類がある．いずれも局所制御率に差はなく，合併症の発症頻度はいずれも許容範囲内である．米国と日本では治療スケジュールおよび線量が大きく異なる．日本においては腔内照射に高線量率が広く用いられること，外部照射に途中から中央遮蔽が挿入されること，腔内照射の線量が進行例で低く設定されていることが特徴である（表1）．放射線治療中は不要な休止を回避し可及的早期に治療を終了すること，血色素濃度を一定以上に保つこと（> 12.0 g/dL）が予後改善に重要である．エリスロポイエチンは血栓塞栓症のリスクを高くするという報告が多く，有用ではない（合併症に対しては表2を参照）．

② 卵巣機能温存

　放射線照射開始前に傍結腸溝や腹部の皮下組織などの放射線照射野外に卵巣を移動固定させる．移動後の卵巣機能は良好であるが，照射後は散乱線の影響があるために，卵巣機能維持率は2年で50%との報告がある．3Gy以下であれば90%の卵巣機能維持が可能と考えられ，実際には照射野より4 cm離れた部位に固定できることが望ましい．

表1　子宮頸癌標準放射線治療スケジュール

進行期（がんの大きさ）	外部照射（Gy） 全骨盤	外部照射（Gy） 中央遮蔽	腔内照射（Gy）（A点線量）
Ⅰ	0	45〜50	29/5回
Ⅱ	0	45〜50	29/5回
Ⅱ	20	30	23/4回
Ⅲ	20〜30	20〜30	23/4回
Ⅲ	30〜40	20〜25	15〜20/3〜4回
Ⅳa	30〜50	10〜20	15〜20/3〜4回

表2 放射線療法の合併症

早期合併症	晩期合併症
嘔気，嘔吐	腸炎
下腹部痛	直腸およびS状結腸狭窄
下痢	大腸穿孔，閉塞
頻尿，排尿痛	小腸閉塞，吸収不良
術後膿瘍	直腸潰瘍
	膀胱腟瘻，直腸腟瘻
	腟硬化，壊死，潰瘍
	慢性膀胱炎
	尿管狭窄
	不妊
	下腿浮腫
	骨盤の線維化
	骨盤血管内の血栓形成

c) 化学放射線同時併用療法

化学療法のレジメンとしてはシスプラチンを中心としたレジメン（シスプラチン 40 mg/m²/週，6コース）が一般的には推奨されているが，具体的な投与方法についてのエビデンスは確立されていない．当科ではタキソール 60 mg/m² ＋パラプラチン AUC2/週，9コースを選択している．

d) 術後補助療法について

かつては，術後の補助療法としてはほとんどが放射線治療であった．子宮頸癌取り扱い規約（1997年版）では，術後照射とは，手術で肉眼的には病巣は十分切除されたが，顕微鏡的に癌の残存が疑われる場合の予防照射であると定義している．術後照射の適応は，

(1) リンパ節転移陽性例
(2) 子宮傍組織浸潤例
(3) 上記以外で原発浸潤の著しい例，または脈管侵襲の認められる例
(4) 腟壁摘出が不十分と考えられる例

と，されていた．

一方，最近では術後再発リスク群は3つに分類される．

ハイリスク群（以下の1つでも満たす場合）は術後補助療法が必要である．

＊除断端に病変が陽性または断端に近接している場合
＊リンパ節転移陽性
＊顕微鏡的に傍組織浸潤を認める場合

1カ所のリンパ節転移であっても複数個のリンパ節転移と比較し，再発リスクは同等であり，治療は必要である．

ハイリスク群に対する術後補助療法は，放射線単独より化学放射線同時併用療法のほうが生存

率，無病生存率ともに高い．併用化学療法としては，効果および毒性からシスプラチン単独投与（40 mg/m^2／週，合計で 200 mg/m^2 以上）が用いられることが多いが，プラチナ製剤を含む化学療法が推奨される．

中間リスク群についても術後補助療法が必要である．

　　＊4 cm 以上の腫瘍
　　＊頸部の間質浸潤（1/3 以上）
　　＊リンパ管および脈管侵襲

　中間リスク群に対する術後補助化学療法は，放射線単独療法または化学放射線同時併用療法が推奨される．放射線単独療法は短期（2 年間）の無病生存率を上昇させ，死亡率を下げるが，長期（10 年間）では無病生存率は上昇させるものの，有意な死亡率低下は認められなかったとの報告がある．放射線療法と化学放射線同時併用療法の効果を比較したランダマイズドされた試験はなく，中間リスク群における治療効果は不明である．しかし，化学療法を併用すると 2 cm 以上の腫瘍については 5 年生存率を改善するとの報告がある．どの病期においても放射線単独療法と比較し，化学放射線同時併用療法における再発率が低いとの報告があり，中間リスク群においても化学療法を併用するほうがよいかもしれない．ただし，副障害の発現を含めた総合的な有用性の結論は出ていない．

e）術前化学療法（NAC）後の広汎子宮全摘術および術後化学療法

　NAC（neoadjuvant chemotherapy）の目的は，手術や放射線療法前の血流障害がない状態に，化学療法により腫瘍を縮小させることで手術の根治性および安全性が向上する，あるいは，微小な転移病巣に対する効果により，遠隔転移の抑制が期待できる，とされている．一方，NAC の不利益としては，化学療法が奏効しなかった場合には腫瘍が進展する可能性がある，NAC の副作用により，貧血をきたした場合に手術に際する輸血の可能性が高くなる，治療の長期化による医療費の増加など，があげられる．NAC についてはいくつかの臨床試験やランダム化比較試験があるが，いずれも手術療法単独あるいは化学放射線同時併用療法を上回る根拠は示されていない．

f）Ⅳb 期，再発癌の治療

　Ⅳb 期，遠隔転移については化学療法を行う．単剤投与よりもプラチナ製剤をベースとした併用薬剤療法がよい．パクリタキセルは単剤でも奏効率 30％と他の薬剤を上回り，タキサン系をベースとしたレジメンが注目されている（例えばエピルビシン＋パクリタキセル＋シスプラチン，パクリタキセル＋シスプラチン，ドセタキセル＋パラプラチン）．腺癌においても同様である．日本ではネダプラチン＋イリノテカンも考慮される．

　局所再発（再発の範囲が狭い場合，完治に至ることが可能である）
　　腟断端や傍腟結合織：22〜56％
　　基靭帯：25〜37％

- 放射線照射後であり，2 cm 未満であれば，手術療法を考慮する．
- 放射線照射未施行である場合は，放射線療法を選択する．化学療法併用が望ましい．
- 傍大動脈リンパ節転移については手術療法より化学放射線同時併用療法を選択する．状況に応じて化学療法単独または緩和的治療を優先する．

遠隔転移（完治に至ることは不可能である）
　肺：21%
　骨：16%
　傍大動脈リンパ節：11%
　腹腔内：8%
　鎖骨上窩リンパ節：7%
- 化学療法：併用薬剤療法のほうが単剤投与より優れている．
　　パクリタキセル＋シスプラチン
　　パクリタキセル＋カルボプラチン
　　シスプラチン＋ビノレルビン
　　シスプラチン＋トポテカン
　　シスプラチン＋ゲムシタビン　など
- 単発の肺転移の場合には切除を考慮する．
- 緩和的放射線療法：骨転移などの痛みに対しては非常に効果的である（単回投与または分割照射法）．
- 脳転移巣（3個以下）に対しては定位手術的照射および全脳照射または定位手術的照射単独を行う．4個以上の場合には全脳照射を考慮する．

g）神経内分泌腫瘍の治療

　神経内分泌腫瘍は子宮頸がんの2〜5%であり，進行が早く，明らかに予後が悪い．リンパ節転移や血行性転移をきたしやすい．肺原発小細胞癌の亜型ととらえられている．肺の小細胞癌の可能性を否定することが重要である．

　すべての病期において，全身化学療法が基本となる．4 cm 以下のものについては手術療法も考慮する．化学療法のレジメンとしては肺の小細胞癌に準じて，エトポシド＋シスプラチン，パクリタキセル＋カルボプラチンなどを選択する．進行症例では化学放射線同時併用療法を行う．

4　妊娠中の子宮頸癌の治療

　頸がんの3%は妊娠中に発見される．扁平上皮癌と腺癌は同様に扱う．

a）上皮内癌

　細胞診，コルポスコピー，生検にて微小浸潤癌以上の疑いがない場合は分娩後に円錐切除を行う．妊娠中の円錐切除術は行わない．分娩後6週間以降に行う．

Ⅰa期以上

子宮頸部円錐切除にて診断を行う．子宮頸管内膜掻爬組織診は行わない．

・妊娠継続を希望しない場合

　妊娠を終了する．妊娠終了後の治療は非妊娠時と同様．

・妊娠継続を希望する場合

　　＊Ⅰa1期,子宮頸部円錐切除の結果で脈管侵襲や癒合浸潤がなく,完全切除の場合経過観察．分娩方法は自然経腟分娩可能．

　　＊Ⅰa2期以上で手術が可能な場合

　体外生活が可能な時期であれば,児を娩出する．残存腫瘍がある場合は帝王切開が望ましい．同時に広汎子宮全摘術を行う施設もある．

　体外生活が不可能な時期の場合には，頸がんの治療開始時期を延期することを考慮する．ただし，治療延期症例には死亡例もあり，治療の延期にはNICUのレベルを含め慎重な決定が必要である．

　　＊Ⅰa2期以上で手術が不可能な場合

　可及的早期に妊娠を中断し，頸がんの治療を開始することが望ましい．妊娠中の化学療法については少数報告例のみがある．

b）浸潤癌における妊孕性温存術式

・円錐切除術

　脈管侵襲，リンパ管侵襲を伴わないⅠa1期

・広汎子宮頸部全切除術

　　＊妊孕性温存を希望する場合

　　＊40歳以下

　　＊脈管侵襲，リンパ管侵襲を伴わないⅠa2期，Ⅰb1期

　　＊2〜2.5 cm以内の腫瘍径（MRIでの評価）

　　＊扁平上皮癌または腺癌（神経内分泌腫瘍などの組織型でない）

　　＊遠隔転移がない

を満たす場合には適応となる．

① 術前評価

　MRI（T2強調画像）にて腫瘍の大きさ，頸部への広がり，内子宮口への進展程度を評価する．内頸部から1 cm離れていることが必要である．

　事前にリンパ節郭清を行い，リンパ節転移がないか確認しておく施設もある．術中迅速診断では，腫瘍と切除断端の距離を診断し，8〜10 mmの距離がない場合には追加切除を行う．内子宮口と腫瘍の距離が5 mm以内の場合には広汎子宮全摘術が必要である．

② 合併症

　広汎子宮全摘術と比較して合併症率は変わらない．ただし，帯下，不正出血，月経痛，頸管縫

縮による無月経，頸管狭窄などの特有な合併症がある．

③ 予後

再発率は5％以下，死亡率は2～3％と同じ大きさの腫瘍に対する広汎子宮全摘術症例と比較し，同等である．

再発の40％は基靭帯や傍腟結合織であり，基靭帯の切除が不十分であった症例やわずかなリンパ管侵襲があった症例である．25％の再発が骨盤内，傍大動脈リンパ節転移，鎖骨上窩リンパ節転移である．

④ 術後補助療法について

腫瘍と切除断端の距離が5 mm以内のものについては再発のリスクが高く，化学療法をしたほうがよいとの報告がある．しかし，卵巣機能低下，妊娠機能低下をきたすため，症例ごとの評価が必要である．化学療法をしたほうがよいという明らかなデータはない．妊娠が終了した後の子宮全摘術は必須ではない．

⑤ 妊娠転機

術後は6～12カ月の避妊期間を設ける．

妊娠を試みた55％で妊娠が成立している．

約2/3で生児が得られている．約40％が満期産である．しかし，妊娠第2期の流産率，早産率が正常と比較して高い．内子宮口からの距離が1 cmあると早産率は減少する．

⑥ 妊娠管理

根拠のある管理方法はまだ確立されていない．しかし，運動は控えること，感染が起きやすいので留意すること，早産になりやすい徴候がある場合には児の肺成熟のために速やかにステロイドを使用しておくことが重要と考えられている．

⑦ 分娩方法

硬くなった頸管が側方で裂けて，子宮近傍の血管が破綻する可能性があり，経腟分娩は避けるべきである．

今後の展望

Ia 2，Ib 1期の初期癌については基靭帯への浸潤はほとんどないため，単純子宮頸部摘出または大きな子宮頸部円錐切除術でも十分の可能性はある．ただし，その場合でも骨盤内リンパ節郭清は必要であろう．

■ 文献

1) 日本婦人科腫瘍学会，編．子宮頸癌治療ガイドライン2007年度版．金原出版；2007．
2) National Comprehensive Cancer Network (NCCN) Clinical practice guidelins in Oncology- Cervical Cancer- V2.2006, National Comprehensive Cancer Network
3) Cervical Cancer (PDQ)：Treatment, Health Professional Version. National Cancer Institute.

〈根津幸穂〉

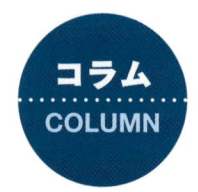

コラム COLUMN　患者を地域で支える体験者の力

　認定 NPO 法人 女性特有のガンのサポートグループ　オレンジティ(http://o-tea.org)は，平成 14（2002）年に設立し，その後 10 年間にわたり，「おしゃべりルーム」というピアサポートを毎月行ってきた．子宮頸がんをはじめ，女性特有のがんの患者へサポート機関の 1 つとしての患者会などの自助組織を紹介したい．
　具体的にどのような支援を行っているか述べる．
　リンパ浮腫の予防やセルフケアは，個人の生活に取り入れ，継続していくことが必要だが，時間の経過とともに予防を怠り，術後何年かしてから発症するといったこともある．そのためオレンジティでは，毎月の声かけや定期的な勉強会を開催するなどして，患者が予防を継続しやすい環境を作っている．
　次に，子宮頸がんで単純子宮摘出手術および広汎子宮全摘手術などを経験した若年層の患者に共通の問題として性生活がある．しかし，性については，デリケートな問題であることからなかなか患者からも医療者に尋ねにくく，医療者も話しにくい．性行動の見込まれる患者への精神的なケアや実際的なアドバイスは，非常に重要なサポートである．術後，「腟は子宮から続いているため，子宮摘出の際には腟も数 cm 切除する．切除する長さは手術の種類と病状に個人差があるが腟は短くなる．切除部分は 縫ってあるので，はじめは痛むが，性交の回数を重ねていくうちに，縫った部分がやわらかくなり腟の伸びもよくなるので痛みは軽くなる」と国立がん研究センター「性機能障害とリハビリテーション（女性）」で説明されているが，これまでのピアサポートの場で体験者からの話は，特に痛みと腟の伸びに対しては，個人差が大きいと感じている．特に術後，性生活を再開したときに，痛みなどを感じると性交渉に対する抵抗感をもつ人も多い．特に，卵巣を両側とも摘出した場合腟からの分泌物が減少することがある．そのため，ピアサポートでは，体験者としての工夫，アドバイスなどが共有され，その中で患者自身が自分に合ったライフスタイルなどを創造していくことを支援する．ここで話し合われている内容の一部を紹介する．

- ・性交渉をする際に，利用しているゼリーなどの潤滑剤の種類，使用方法について
- ・医療者は，腟が伸びるというが，伸びた実感がない．自分は，異常なのではないか
- ・腟が短くなったため精液が漏れる．これを解決する方法について
- ・恋愛関係にあるパートナーに性機能障害をどのように伝えるか，どの時点で伝えるか
- ・性交渉を行うと，相手に不便を与えているという劣等感に陥る．そのため性交渉を避けてしまう．

　性に対しては，患者本人の性格・人生観，性に対する態度，パートナーとの関係性など非常に個人差が大きく従来のマス的なインフォームドコンセントでは，患者のライフスタイルに合った

コラム

説明は難しいと考える．しかし，プライベートな内容への介入は，医療者との関係性にも重大な影響を与えてしまうことから医療現場では，性的機能障害の説明では，違和感は一般的なことであり，個人差が大きいことを強調する必要を感じる．また，術後は，性に関することまで深く考える心的余裕がもてないことから，退院後に落ち着いてから再度，性に関する説明があることが望ましい．その際には，体験者の実際的な工夫や性行動への取り組みなどわかちあえるようなピアサポートグループなどの紹介なども，患者本人の選択肢として提示することも有効である．

　オレンジティが行っている支援の一部を紹介したが，この他にもサンプルの展示や関係図書の貸し出しなど同じ患者だから気がつくサービスを提供している．患者が医療機関から離れ，生活者として日常生活を送ると，患者それぞれ個別の問題が浮上してくる．また，問題が社会的なステージや時間経過により変化してくる．こういったことに長期的にかかわれる存在として患者会を地域資源として活用してほしい．

〈河村裕美〉

Chapter 11 HPV ワクチン（子宮頸癌予防ワクチン）

1 HPV ワクチン

WHO では，子宮頸癌および HPV 関連疾患を世界的な公衆衛生学的な課題ととらえ，HPV ワクチン接種を推奨している[1]．

HPV ワクチンはウイルス表面の殻を構成する蛋白質である L1 カプシドといわれる抗原（VLP: virus-like particle）を遺伝子工学的に作成したもので，殻の中には遺伝子をもたず，病原性は全くないサブユニットワクチン（不活化ワクチンの一種）である．子宮頸部における HPV の自然感染では液性免疫の関与は乏しく，抗体産生が十分に起こらないが，これらのワクチンを筋肉内に接種すると高濃度の IgG を産生し，血中から子宮頸部粘膜に滲出し，中和抗体として HPV の感染を防御する．また，アジュバントも抗体価の上昇に寄与する．

子宮頸癌の原因のほぼ 70%を占める 16 型と 18 型の感染を予防する 2 価ワクチン（サーバリックス®）と，それらにコンジローマのほぼ全ての原因となる 6 型と 11 型の感染予防効果を加えた 4 価ワクチン（ガーダシル®）がある（表 1）．2 価ワクチンは，HPV16 型に対するワクチンと HPV18 型に対するワクチンをそれぞれ作製しこれを混合させたものであり，4 価ワクチンも

表 1 HPV ワクチンの概要

	サーバリックス®	ガーダシル®
製造会社	GSK	MSD
HPV L1 VLP 型	HPV16/18 型	HPV 6/11/16/18 型
L1 蛋白量	20/20 μg	20/40/40/20 μg
産生システム	バキュロウイルス	酵母
アジュバント	500 μg 水酸化アルミニウム懸濁液（アルミニウムとして） 50 μg 3-脱アシル化 -4′-モノホスホリルリピッド A	225 μg アルミニウムヒドロキシフォスフェイト硫酸塩（アルミニウムとして）
接種対象	10 歳以上の女性	9 歳以上の女性
効能・効果	ヒトパピローマウイルス（HPV）16 型および 18 型感染に起因する子宮頸癌（扁平上皮細胞癌，腺癌）およびその前駆病変〔子宮頸部上皮内腫瘍（CIN）2 および 3〕の予防	HPV6,11,16 および 18 型感染に起因する子宮頸癌（扁平上皮癌および腺癌）およびその前駆病変〔CIN1，2 および 3 ならびに AIS〕，外陰上皮内腫瘍（VIN）1，2 および 3 ならびに腟上皮内腫瘍（VaIN）1，2 および 3，尖圭コンジローマの予防
接種間隔および部位	0,1,6 カ月 筋肉内（三角筋）	0,2,6 カ月 筋肉内（三角筋または大腿四頭筋）
海外での初の承認 日本での使用開始	2007 年 5 月 2009 年 12 月	2006 年 6 月 2011 年 8 月

同様に，6，11，16，18型のワクチンをそれぞれ混合させたものである．

　HPVワクチンは，2006年に米国で最初に4価ワクチン（ガーダシル®：MSD社）が承認され，ついで2007年にEUおよびオーストラリアで2価ワクチン（サーバリックス®：グラクソ・スミスクライン社）が承認され，接種が始まった．日本では，2009年10月に2価HPVワクチンが承認（国内承認は10歳以上の女性）され，4価HPVワクチンは2011年7月に承認（国内承認は9歳以上の女性）された．

2　2価HPVワクチンと4価HPVワクチン

　2価ワクチンは，HPV 16，18型に起因する子宮頸癌（扁平上皮癌，腺癌）およびその前駆病変（CIN 2および3）を予防するワクチンである．日本における20〜25歳女性を対象にした臨床試験では，HPV 16型，18型に対してワクチン接種後6カ月間で100%の感染予防を示した[2]．海外の臨床試験において，HPV 16，18型に起因するCIN 2以上の病変およびCIN 3以上の病変に対する有効性は98.1%および100%であった[3]．予防効果の持続期間は確立されていないが，臨床試験では最低9.4年間は十分な抗体価の持続が確認されている．また，4年間のPATRICIA臨床試験の最終報告として，HPV感染の既往がなく現在も感染のないいわゆる「思春期女子」を想定する集団において，CIN 3以上の病変発生を93.2%減少させること，現在のHPV感染や過去の感染既往を含むいわゆる「成人女性」を想定する集団において，CIN 3以上の病変発生を45.6%減少させることが報告された（Lehtinen M, et al. Lancet Oncol；published on line November 9, 2011）．その背景には，HPV 16および18型以外に対するクロスプロテクション効果があり，とくに，HPV31およびHPV33に対しては，80%以上の有効性を示した（Wheeler CM, et al. Lancet Oncol；published on line November 9, 2011）．

　4価ワクチンは，HPV 6，11，16および18型の感染に起因する以下の疾患を予防する．子宮頸癌（扁平上皮癌および腺癌）およびその前駆病変（CIN1，2および3ならびにAIS），外陰上皮内腫瘍（VIN）1，2および3ならびに腟上皮内腫瘍（VaIN）1，2および3，尖圭コンジローマ．日本における18〜26歳を対象とした臨床試験では，ワクチン接種後2.5年（中央値）の経過観察でHPV 6，11，16および18型の持続感染を87.2%，生殖器疾患を100%予防した[4]．海外の臨床試験（FUTURE I，16〜26歳を対象）において，HPV 6，11，16および18型に関連するCIN 1，2および3ならびにAIS，VIN 1，2および3ならびにVaIN 1，2および3ならびに尖圭コンジローマに対する予防効果は，いずれも100%であった[5]．また，FUTURE II試験（16〜26歳を対象）では，CIN 1，2および3，AISに対しては96.9%，VIN 1，2および3ならびにVaIN 1，2および3ならびにコンジローマにしては98.7%の予防効果であった[6]．また，24〜45歳を対象としたFUTURE III試験では，CIN 1，2および3，AISに対しては94.1%，VIN 1，2および3ならびにVaIN 1，2および3ならびにコンジローマにしては100%の予防効果であり，成人女性への有効性も示された[7]．

　また，両者のワクチンともに20年以上抗体価が持続すると推計されている．

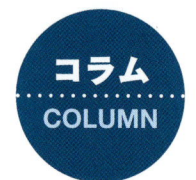

コラム COLUMN 思春期女子へのHPVワクチン接種率を高める方法

1) HPVワクチンは子宮頸癌予防ワクチンということで，一般の方には多くの誤解や思い込み，早合点などを生じさせる．「子宮」という文字が出てきただけで，学校で「性教育」をきちんと教えた後でなければワクチン接種ができないと考える方もいるが，そもそも，日本においては「性教育」が順調に実施されているとは言い難い．単なる避妊教育や純潔教育であったりすることもある．「性教育」を担当している教諭や学校側にとって，新たな重荷が生ずることが懸念されている．

2) 一方，現在の学校教育のカリキュラムでは「がん」にはわずかに触れられているものの，「ワクチン」や「検診」は，全く含まれておらず，子供たちは学校でこれらのことをほとんど教育されずに成人になっている．また，保護者にとってもこれらに関して十分な教育の機会はなく，正確な理解をしているとは言い難い．

3) ワクチン接種率を高めるためには，学校での集団接種が最も効率的である．しかし，学校での集団接種は，現在，厚生労働省としては推奨していない．実際，太田原市では平成22（2010）年に市単独事業として小学6年生を対象に学校で集団接種事業を行っていた．しかし，補正予算により国からの公費負担が始まると，厚生労働省から「小学6年生に対して学校で接種する場合には保護者が同伴で行うこと」という指導が行われ，事実上の実施が困難となり，大田原市は学校接種を中止した．

4) 筆者らが海外の先進国の事例などを参考に実践した方法を提示する．
   ①まず，自治体において「HPVワクチンは子宮頸癌を予防するために有効かつ適切な手段である」ことのコンセンサス形成会議を開催する．ここには，首長（市長や区長），保健行政の長（衛生部長や健康福祉部長）以下の担当者（事務担当者と保健師），教育行政の長（教育長）および各学校の校長および養護教諭に出席を願う．HPVワクチンに関する正確な情報提供を行える医学専門家による講演と質疑応答を適切に行えば，自治体住民のために，HPVワクチン接種率向上が重要であることは多くの参加者に理解されるはずである．
   ②実際の接種に関する事務手続き，通知，住民や生徒に対する教育・啓発は保健師や保健行政担当者あるいは医師会が行う．学校関係者が医学的なことやHPVワクチンに関する教育を学校で行うことは，彼らにとって重荷であり，職務外の責任を押し付けることになるので，控えるべきである．むしろ，学校においては保健行政担当者に協力する態度を示していただく．たとえばワクチン説明会の通知を担任教師から配布してもらう，保護者説明会の会場を貸していただくなどの協力を求めるのが適切である．ただし，養護教諭には専門家として，子宮頸がんやワクチンに関して理解していただき，校内での質問には対応していただいたほうがよい．

③自治体の保健師にはHPVワクチンと子宮頸がん検診に関して，専門家として十分な知識を身につけて，積極的かつ自信をもった勧奨活動を地域の実情に合わせて行っていただくのが非常に重要である．使用しやすいワクチン接種券やクーポンの作成，住民からの質問への対応，医師会との連携など彼らのきめ細かい活動が行われているところでは，高い接種率に結びついている（筆者の知る限りでは，埼玉県志木市，新潟県魚沼市，栃木県小山市などでは平成22年度にほぼ90％の接種率となっている）．また，将来を見据えた長期の視点から，自治体においては予防接種台帳とがん検診台帳をリンクさせることにより，ワクチンと検診のレジストリを実施すべきである．

④メディアや政治家・議員などの政策決定者，行政担当者に対して正しい情報を啓発・教育することが社会的に非常に重要な鍵となる．中途半端な理解や不適切な情報，とくにインターネットで流布する情報は，時として上記の人々に誤った判断を与える．ワクチンや検診の医学的な正当性があったとしても，政策として実施されなければ意味がない．彼らの判断と一般の人々への影響を重視して，「子宮頸がん征圧をめざす専門家会議（http://www.cczeropro.jp/）」では，メディアセミナー，議員・大臣および行政担当者への啓発やセミナー，自治体へのアンケートや資料提供などを繰り返し実施し，正しい知識の啓発に努めた．地域の医師会や産婦人科医会・学会の活動は非常に重要である．山梨県では，平成22年に県の事業としてHPVワクチンの費用補助事業を行った．中学生カリスマモデルを登用したテレビコマーシャル（http://www.pref.yamanashi.jp/webtv/tvcm/100813mirai.html）の効果などもあって，都道府県単位では群を抜いて高い接種率を上げている．

〈今野　良〉

3 HPVワクチンの最も推奨される接種対象　11〜14歳

　HPVワクチンの接種対象者は2価ワクチンでは10歳以上，4価ワクチンでは9歳以上の女性である．HPVワクチン接種はHPVに感染していない女子への接種が費用対効果の点で最もよい．

　ワクチン接種後の抗体価上昇の程度をみると，15歳以上にくらべて，14歳以下が約2倍の抗体価の上昇がある．HPVはsexually transmitted infectionである．一般的に感染予防ワクチンは，感染が起こる前の年齢に接種するのが最も効率的である．米国の2002年度のNational Survey of Family Growth（http://www.cdc.gov/nchs/nsfg）の調査によれば，米国では15歳までに女性の24%が，13歳未満で3.7%（11〜12歳：5%以下）が性行為を経験しており（http://www.cdc.gov/mmwr/preview/mmwrhtml/SS5505a1.htm），以上のデータからACIP（米国予防接種諮問委員会）で，この年齢が推奨された．日本におけるデータでは，中学1年で0.9%，中学2年で5.1%，中学3年で9.8%，高校1年で14.6%，高校2年で26.4%，高校3年で44.3%が性交を経験していたことから，中学3年生になる前での接種が効率的であろうと判断され，子宮頸がん征圧をめざす専門家会議，日本産婦人科学会，日本産婦人科医会，日本小児科学会，日本婦人科腫瘍学会などから，11〜14歳での接種が推奨された．実際には，仮に一度HPVに感染してもその90%は2年以内にクリアされるので，sexual debutした後の女性であっても接種の意義はあるのだが，公費を投じる際にはその財源が100%生かされるような年齢集団が，費用対効果を考慮して推奨されている．モデリングによる推計においても，女子に対する接種率が高くなれば必ずしも男子に接種しなくとも子宮頸がん予防のための効率は満足いくものである（一方，女子への接種率が低いと集団免疫が機能せず，男子への接種も考慮せざるを得なくなる）．ワクチンの有効性というより，公的費用を投じる際の効率性をもとに思春期女子での接種が推奨されている．したがって，これ以上の年齢の女性に（すなわちsexual debut後の割合が多くなっても）対しても，財源が許せば，不公平感を解消するためにcatch-up接種が行われている．オーストラリアでは26歳まで，英国では18歳までが暫定的な公費負担の対象となっていた．

　日本において，2010および2011，2012年度の補正予算によるワクチン接種緊急促進事業により原則として中学1年から高校1年（自治体によっては小学6年から中学3年）の女子に，国および自治体の費用負担により，無料（または一部の自己負担）で接種が行われている．今後は，中学1年生を原則的な接種対象とし，それ以上の年齢の女子に対して，時限的なcatch-up接種が行われるものと推察される．

　日本では男性に対する接種は認められていないが，海外では一部承認されている．たとえば，米国では9歳から26歳までの男性に対して，4価ワクチンの接種が認められた．公費負担はない．

　公的資金が潤沢にあるという仮定で，別の視点から考えれば思春期男女の双方に接種するということは理にかなう．HPVが原因となるのは子宮頸がんだけではなく，HPVワクチン接種によって陰茎・腟・外陰癌，肛門癌，頭頸部癌，口腔癌などの一部あるいは多くが予防できる．また，4価ワクチンでは，性器肛門のコンジローマや喉頭の若年性再発性呼吸器乳頭腫症のほぼ全てを

予防できる．教育的な観点から，ジェンダーフリーとすることのメリットもあげられる．米国では 2011 年 10 月に，男子への接種が勧告された．上述のようなメリットを考慮したのも事実だが，現状では，女子への接種率が 50％に達せず，このままでは集団免疫の効果を発揮せず，社会全体としての HPV 感染の抑制，子宮頸がんをはじめとする HPV 関連疾患の実効的な政策にならないという懸念から，男子への接種に踏み切ったという皮肉な背景がある．

私たちは，いま，まず，HPV ワクチンで子宮頸がんを予防しようというスタート地点に立ったに過ぎない．時の経過とともに，男性への接種，HIV 感染者への接種，中高齢者への接種など新たな課題として，個人の視点，社会の視点を考慮して，推奨年齢や対象が変化していく可能性がある．効率的な疾病予防という公衆衛生的な課題解決の視点が重要である．

4　15 歳以上の女子および女性に対する接種

性交未経験の女性では思春期女子と同様に高いワクチン効果が期待できる．すでに性交経験のある女性においては，ワクチンに含まれるいずれかの HPV 型に感染している可能性はあるものの，ワクチンに含まれる未感染の HPV 型による疾患の予防効果が得られる[8-10]．わが国の臨床試験で 20〜25 歳の一般女性において，HPV 16 型あるいは HPV 18 型のいずれかの型に感染していた頻度はおよそ 10％であった[2]．また，HPV に感染したとしても多くの場合は細胞性免疫により排除されるため，次の感染予防という観点から接種意義は十分あると考えられる．海外の臨床試験では 26 歳から 45 歳までの女性に対しては，それより若年者と比較して同等の有効性が示されている[7]．また，55 歳までは抗体価の上昇と安全性が確認されている．すなわち，成人女性であっても HPV ワクチンの有効性は思春期女子とほとんど変わらない（詳細はコラム参照）．

一方，医療経済学的な検討において，わが国の子宮頸がん検診受診状況，子宮頸がんならびに前駆病変の発生数，およびこれらに要する治療費，疾患に伴う労働損失，QOL の向上を考慮した費用対効果分析により，年齢が上昇するに従って HPV ワクチン接種によって抑制できる子宮

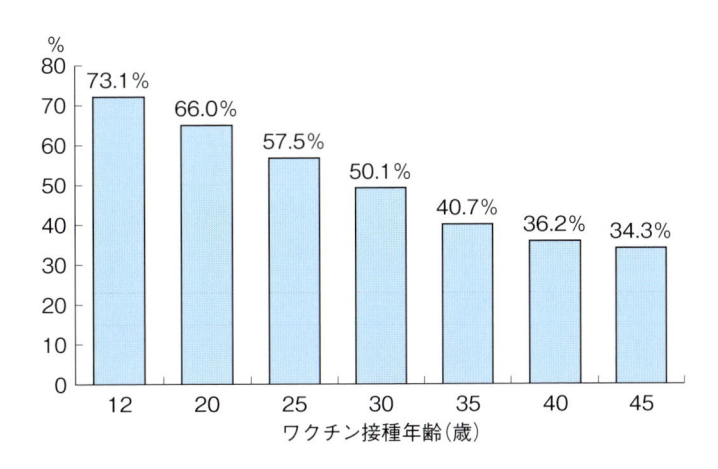

図1 HPV ワクチン接種年齢別の子宮頸がん発生の減少率

頸がんの発生数は次第に減少する（図1）．しかし，45歳までの女性はワクチン接種により恩恵を受けると見積られている[8]．とくに29歳までの女性では医療経済的には損失のない費用対効果の高い集団である．海外ではアメリカ，オーストラリアなど，26歳までの接種を勧めている国が多い．

したがって，20歳代までの女性に対しては，なるべくHPVワクチンの意義を説明し接種を推奨する．30歳以上の女性に関しては，個人のライフスタイルや子宮頸がんのリスクとの関係，経済的余裕などを考慮し，個別に詳しくカウンセリングをしたうえでの接種が望まれる．あくまでも成人女性では検診を受けることが大前提であり，そのうえでワクチン接種を個人的レベルで決めることになる．

5 HPVワクチン接種の実際

HPVワクチンの接種前には以下の事項を接種者本人または（および）保護者に説明する．子宮頸癌のおよそ70％以上の予防が期待できる．しかしワクチン接種を受けた女性でも16型，18型以外の発癌性HPVに感染するリスクがある．

(1) 子宮頸がんやその前癌病変，既存のHPV感染に対する治療効果はない．
(2) ワクチン接種後も，成人女性は子宮頸がん検診を受ける必要がある．
(3) ワクチン接種前にHPV DNA検査は原則として行う必要はない．HPV抗体の測定は臨床的に行われていない．

問診票を用いて，被接種者の基本情報，健康状態，既往歴などを確認し，当日，安全に接種ができる対象であることを確認して接種を行う．未成年者に対しては保護者の署名が必要である．

HPVワクチンは温度による影響を受けやすいため，遮光し，凍結を避け，2〜8℃で保存する．また，10万人に1例程度で発生するアナフィラキシーショックなどに備えて以下のものを準備しておく．

① エピネフリン，抗ヒスタミン剤，ステロイド剤，抗けいれん剤
② 輸液
③ 喉頭鏡，気管チューブ，蘇生バッグ
④ 血圧計
⑤ 静脈路確保用品

以下の対象は接種を避ける．

(1) 2価ワクチンは10歳未満の女児，4価ワクチンは9歳未満の女児．
(2) 明らかに発熱している者．
(3) 重篤な急性疾患にかかっている者．
(4) 本剤の成分に対して過敏症を呈したことがある者，その他予防接種を行うことが不適当な状態にある者．
(5) 妊婦または妊娠している可能性のある女性．

HPVワクチンが妊娠や胎児に影響を与えるという報告はないが，安全性が確立していないた

コラム

HPVワクチンはなぜ，筋肉内接種なのか？激痛が失神を引き起こすのか？

　日本国内で生産され実施されているワクチン（ポリオ生ワクチンを除く）は原則として，皮下接種で行われている．その背景は複雑であるが，大きな原因としてはかつて医療過誤として問題視された抗生物質や解熱剤の「筋肉内接種による大腿四頭筋短縮症」が禍根となり筋肉内接種をなるべく避けるべきものとされたことがあげられよう（大腿四頭筋短縮症は，予防接種によって発生したものではない）．海外におけるワクチンは筋肉内接種が主流であるため，輸入ワクチンは筋肉内接種用となっているものが多い．米国のCDCでは，とくにアジュバントを含むワクチンは，皮下または皮内接種では局所刺激，硬結，皮膚変色，炎症，肉芽腫形成を起こすリスクがあるため，筋肉内接種が推奨されている．HPVワクチンはL1カプシド蛋白のvirus-like particle（VLP）とアジュバントによって構成されており，これを筋肉内接種することにより，リンパ流や血流への抗原アクセスを容易かつ迅速にし，局所リンパ節にも到達しやすくなる．VLPとアジュバントは，抗原提示細胞（APC）に対する強力な活性化物質であるため，免疫原性がきわめて高い．筋肉中の樹状細胞（APC）を活性化し，ヘルパーT細胞を良好に誘導する．活性化ヘルパーT細胞はBリンパ球を活性化し，IgG抗体を産生し血中を巡る一方，免疫記憶も成立させる．

　一般に，思春期女子に対するワクチン接種の副反応のひとつとして失神が発生することが知られている．これは，思春期の多感な女子の注射や痛みに対する精神的な恐怖，興奮などの血管迷走神経反射によるものでHPVワクチンに特異的なものではない．日本小児科学会のHPに詳細な記載があるので参照されたい（http://www.jpeds.or.jp/saisin/saisin_100927.pdf）．筋肉内投与は添付の25Gの細い針で行われるので，一般に激痛といわれるほどではなく，痛みが原因で発生する失神ではない．予防のためには，接種に際しできる限り不安の除去を行い，注意深く観察を行うことが求められる．失神を起こした際には，立っていると転倒による大けがなどが起きる可能性があるので，座って接種することが重要である．また，失神を起こす気配がある場合には，あらかじめベッドに臥床の上で接種する方法もある．筋肉内投与による筋痛は，接種後1日から3日後に発生する．中高生の女子では体育やクラブ活動で上肢の運動に若干の支障があるかもしれないことは伝えたほうがよい．

〈今野　良〉

め，接種期間の途中で妊娠した際には，その後の接種はいったん中断して，出産後に再開する．接種後に妊娠がわかったからといって，妊娠中絶の必要などは全くない．また，授乳中の接種は可能である．

2価HPVワクチンも4価ワクチンも，使用前に十分に振り混ぜてから接種する．1回接種量は0.5 mLで上腕の三角筋部（または4価ワクチンで大腿四頭筋）に筋肉内接種する．注射針は25Gで25〜38 mm程度の深さまで垂直に刺入し，筋肉に接種する．

2価HPVワクチンは，0，1，6カ月の接種スケジュール，4価ワクチンは，0，2，6カ月の接種スケジュールで，合計3回接種する．

可能な限り既定の接種スケジュールで接種すべきであるが，接種間隔が既定のスケジュールより延びてしまっても抗体価が減少することはない[1, 9]．したがって，何らかの事情で，接種間隔が既定のスケジュールと異なる場合には，2価ワクチンでは初回と2回目の接種の間には最低4週間，4価ワクチンでは1カ月以上の間隔をおき，2回目と3回目の接種の間には2価ワクチンでは最低16週間，4価ワクチンでは3カ月以上の間隔をおく．接種間隔があいても1回目から接種し直す必要はない．逆に，既定の接種スケジュールよりも短い間隔で接種した場合は，十分な抗体価の上昇が期待できない．したがって，既定の接種スケジュールよりも短い間隔で接種しないよう注意する．

他のワクチンとの接種間隔に関して，生ワクチンの接種を受けたものは通常27日以上，他の不活化ワクチンの接種を受けたものは，通常6日以上の間隔をおくこと，と厚生労働省では述べている．しかし，医師の判断で同日に他のワクチンを接種することは可能である．その場合には，混注せずに別々の部位に接種する．日本小児科学会のHP（http://www.jpeds.or.jp/saisin/saisin_1101182.pdf）では，ワクチンの同時接種について以下のことをあげている．

（1）複数のワクチン（生ワクチンを含む）を同時に接種して，それぞれのワクチンに対する有効性について，お互いのワクチンによる干渉はない（例外として，コレラ＋黄熱ワクチンでは効果が減弱する）．
（2）複数のワクチン（生ワクチンを含む）を同時に接種して，それぞれのワクチンの有害事象，副反応の頻度が上がることはない．
（3）同時接種において，接種できるワクチン（生ワクチンを含む）の本数に原則制限はない．

6 HPVワクチン接種の副反応

2価HPVワクチンの国内臨床試験においては，局所の副反応としては，疼痛99.0％，発赤88.2％，腫脹78.8％だった．また，全身性の副反応は，疲労57.7％，筋肉痛45.3％，頭痛37.9％，胃腸症状24.7％，関節痛20.3％，発疹5.6％，蕁麻疹2.6％であった．

4価ワクチンの国内臨床試験においては，局所の副反応として，疼痛82.7％，紅斑32.0％，腫脹28.3％であった．全身性の副反応として，発熱5.7％，頭痛3.7％だった．

上記の局所症状は大部分が軽度から中等度で，3回の接種スケジュール遵守率への影響はみられていない．また，全身性の上記症状は接種回数の増加に伴う発現率の上昇はない．他の一般的

なワクチンと比較して，副反応は同等である．また，HPVワクチンの接種によるHPV感染の可能性はない．

　両者のワクチンともに，稀に思春期女子では失神が起きることがある．思春期女子における失神は，注射や痛みに対する恐怖，興奮などの血管迷走神経反射によるものでHPVワクチンに特異的なものではない．厚生労働省によれば2009年12月から2011年1月末までの67万例の2価ワクチンの接種で21例（10万例当たり3例）の発症であった．予防のためには，接種に際しできる限り不安の除去を行い，立って接種しないことが求められる．また，注意深く観察を行い，失神を起こす恐れがある場合には，あらかじめベッドに臥床の上で接種する方法もある．

　HPVワクチンの副反応などは原則として，一般のワクチンと変わりがない．ワクチン接種後は以下のことに留意する．

（1）稀にアナフィラキシー症状（10万人に1例）が起こることがあるので，接種後はすぐに帰宅させず，少なくとも30分間は待機させる．
（2）接種部位を清潔に保つ．
（3）接種後24時間は，過度な運動を控える．
（4）接種当日の入浴は問題ない．

7 HPVワクチン接種後の子宮頸がん検診

　HPVワクチンを接種することでHPV 16型とHPV 18型の感染をほぼ100％防ぐことができるが，それ以外の型のHPVを完全に防ぐことはほとんどできず，ワクチン接種時にすでに感染していたHPVにより，子宮頸癌やHPV関連疾患が発生する可能性がある．とくに，思春期の女子に接種を行う際には，子宮頸がん検診も重要であることを教え，成人女性には，まずは何よりも検診を勧めることが重要である．

　HPVワクチン接種率が高まり，多くの女性が思春期に接種を済ませているという状況になった将来には，検診の方法や間隔が変更されるべきであるが，当面は現状の検診を受診することが肝要である．

8 2種類のHPVワクチン，どちらを選ぶか？

　2価ワクチン（サーバリックス®），4価ワクチン（ガーダシル®）とよばれるが，子宮頸癌予防のターゲットは両者ともに，HPV 16および18型である．後者ではコンジローマなどの原因となる6型と11型のワクチンが加えられている．最近の報告では，両者ともに長期間の病変発生予防効果が認められ，いずれも非常に優れたワクチンである．英国の医療経済学的（数学的モデリング）な研究者は，最新の発表された様々な論文をもとに検討し，「4価ワクチンはヘルスケアコストおよびQOL損失の削減（がん以外の公衆衛生学的課題を含む）に有用であり，2価ワクチンはがんによる死亡率減少に有用である」と評価している[10]．すなわち，両者は性格の異なるHPVワクチンであり，接種者へそれぞれのメリットを正しく説明することが重要である．長期成績はいずれ時が明らかにするであろう．

■ 文献

1) WHO. Weekly epidemiological record. No.15. 2009; 84: 117-32.
2) Konno R, Tamura S, Dobbelaere K, et al. Efficacy of human papillomavirus type 16/18 ASO4-adjuvanted vaccine in Japanese women aged 20 to 25 years: final analysis of a phase 2 double-blind, randomized, controlled trial. Int J Gynecol Cancer. 2010;20:847-55.
3) Paavonen J, Naud P, Salmerón J, et al. HPV PATRICIA Study Group. Efficacy of human papillomavirus (HPV)- 16/18 ASO4-adjuvanted vaccine against cervical infection and precancer caused by oncogenic HPV types (PATRICIA): final analysis 3. double-blind, randomised study in young women. Lancet. 2009; 374:301-14.
4) MSD 株式会社．ガーダシル添付文書．2011 年 7 月．
5) Garland SM, Hernandez-Avila M, Wheeler CM, et al. Quadrivalent vaccine against human papillomavirus to prevent anogenital diseases. N Engl J Med. 2007;356: 1928-43.
6) FUTURE II study group. Quadrivalent vaccine against human papillomavirus to prevent high-grade cervical lesions. N Engl J Med. 2007;356: 1915-27.
7) Muñoz N, Manalastas R Jr, Pitisuttithum P, et al. Safety, immunogenicity, and efficacy of quadrivalent human papillomavirus (types 6, 11, 16, 18) recombinant vaccine in women aged 24-45 years: a randomised, double-blind trial. Lancet. 2009;373: 1949-57.
8) 今野　良，笹川寿之，福田　敬，他．日本人女性における子宮頸癌予防ワクチンの費用効果分析．産婦人科治療．2008; 97: 530-42.
9) General Recommendations on Immunization (Recommendations of the ACIP): MMWR. January 28,2011 / Vol.60, No.2, CD.
10) Jit M, Chapman R, Hughes O, et al. Comparing vibalent and quadrivalent human papillomavirus vaccines; economic evaluation based on transmission model. BMJ.2011; 343: d5775.

〈林　由梨，今野　良〉

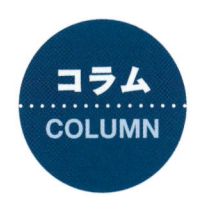

思春期以降の女性・成人女性へのHPVワクチン接種について

　HPVワクチンを思春期前に接種することで，多くの女児がHPVに曝露される前に免疫を効率的に獲得することができる．また，この年齢の免疫応答は他の年齢に比べて良いのでHPVに感染する可能性が高い時期を通じてHPVワクチンによる免疫効果は持続する．多くの国で10〜14歳の接種を勧めているのはそのような理由からである．これらに関してはほとんど異論がない．さらに，ワクチン接種に対する費用対効果という観点から，多くの国で第二に接種すべき年齢を25（または26）歳までとしてキャッチアップ接種プログラムを導入している．26歳以上の女性に対するHPVワクチン接種の際のガイドラインのようなものはいまだ存在しないが，WHOをはじめ各国および学会などの勧告では，過去のHPV感染や細胞診異常，HPV関連病変の存在は，接種を控える理由にならないことを明示している．つまり，HPVワクチン接種は，すでに性的体験をもつ成人女性に対しても，これからの人生の中で新たなHPV感染やCIN（前癌病変）あるいは子宮頸癌になる女性に対して，メリットがあると考えられるが，一方で，そのような女性に対するHPVワクチン接種は，感染予防効果がないと考える人々もいる．はたして，どちらが正しいであろうか．

　2価HPV-16/18 AS04ワクチン（サーバリックス®）は，55歳までの女性で安全性と十分な抗体価の上昇が報告されている．4価HPVワクチン（ガーダシル®）は，24〜45歳の女性に対して，それより若年女性と比較して同等の安全性，抗体価の上昇，高い効果が報告されている．日本では，25歳を超える成人女性へもHPVワクチンの接種は承認されており，このような女性には専門家からのわかりやすい個人的なアドバイスを与えることが重要である．最近報告された論文や学会報告に基づき，その根拠を紹介する．

　その前に，過去および現在のHPV感染についての判断の根拠を図2に示す．HPV DNA陽性は，現在のHPV感染を表すが，抗体が陰性の場合はこれまでに感染の既往がなく，最近の感染

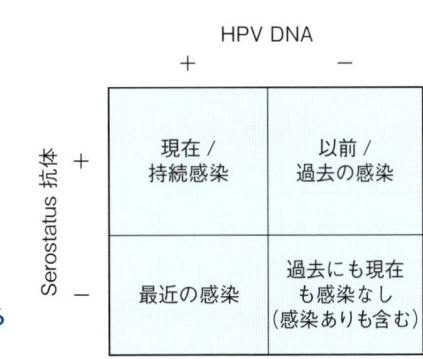

	HPV DNA +	HPV DNA −
Serostatus 抗体 +	現在/持続感染	以前/過去の感染
Serostatus 抗体 −	最近の感染	過去にも現在も感染なし（感染ありも含む）

図2 HPV DNAおよび抗体による感染歴の判断根拠

であることを示す（図2の左下）．一方，抗体陽性であることは，過去のある時点から現在まで感染が持続していること（図2の左上）を示す．HPV DNA 陰性は，現在は HPV の感染のないことを示す．HPV DNA 陰性で，抗体が陽性の場合は，過去に感染があった証拠（図2の右上）になる．抗体が陰性の場合には，過去にも現在も HPV の感染がない（図2の右下）ことを示す．

ただし，ここで HPV のアッセイ系に関して注意が必要である．HPV DNA の検出は，ハイブリッドキャプチャーや PCR 法などによって行われ，比較的高い感度である．しかし，HPV の抗体に関しては，自然感染では約半分の人にしか検出感度以上の抗体が産生されず，その場合でもほとんどの場合は非常に低い抗体価である．したがって，抗体が陰性であることは必ずしも完全に過去の感染の既往が否定できるとは限らない．一方，抗体陽性の場合には，上記のように感染の既往があると判断できる．ただし，HPV の抗体価測定はワクチンの臨床試験やごく一部の研究目的にしか測定されておらず，臨床的には使用できない．

a）現在の感染者に対する治療効果は「なし」

HPV16 抗体陽性および HPV16DNA 陽性の女性に対して，ガーダシル®またはプラセボワクチンを接種したところ，両群でその後の HPV16 および 18 関連の CIN 2/3 および AIS の発生に差がなく，また，CIN の病変消失にも差がなかった[1]．つまり，HPV ワクチンは現在の HPV 感染に対する治療効果はないことが示された．

b）過去の感染既往者に対する予防効果「あり」

HPV 抗体陽性で HPV DNA 陰性の女性に対して，ガーダシル®を 1 回以上接種した場合，プラセボの接種に比較して 66.9％の感染を予防した．過去の HPV 感染に関わらず 45 歳までの女性に，接種による予防の有効性を示した[2]．同じく，HPV 抗体陽性で HPV DNA 陰性の女性 2,617 例に対して，ガーダシル®またはプラセボを接種した．プラセボ群からは 7 例の CIN および 8 例の外性器病変が発生したが，ガーダシル®群からは病変の発生がなかった[3]．また，サーバリックス®を 1 回以上接種した場合，コントロールワクチンの接種に比較して，HPV DNA 陰性，抗体陰性での予防効果は 98.5％，DNA 陰性で抗体の陰性・陽性を問わない場合の予防効果は 97.2％であった．一方，HPV 抗体陽性で HPV DNA 陰性の女性に対して，ワクチン接種により 81.1％の CIN 2 以上の病変発生を予防し，過去の感染既往者に対して十分な予防効果が認められた[4]．

c）過去または現在の CIN 病変治療患者に対する病変発生に対する予防効果「あり」

ガーダシル®の臨床試験において，最初のワクチン接種時に CIN があり，円錐切除術で治療した女性のその後の，CIN 2 以上の病変の発生を，ガーダシル®群とプラセボ群で比較した．ガーダシル®群では，プラセボ群に比較して，治療後のワクチンに含まれる HPV 型に起因する CIN 2 以上の病変発生は 65％減少した[5]．同様に，サーバリックス®の臨床試験において，最初のワクチン接種時に CIN があり，円錐切除術での治療後 60 日以降の CIN 2 以上の病変発生を，サーバリックス®群とコントロールワクチン群で比較した．サーバリックス®群ではコントロールワ

クチン群に比較して，HPV 型に関わらない CIN 2 以上の病変発生を 88.2% 予防した[6]．すなわち，HPV ワクチン接種は CIN 病変治療患者に対しても，その後の病変発生予防に有効であることを示している．

以上のように「大人の女性には HPV ワクチン接種は意味がない」などという説明は産婦人科医が安易に口にしてはならないことが明らかである．しかし，さらに強固な根拠となるまでには，今後の新たなデータの蓄積が望まれる．

文献

1) Haupt RM, et al. Impact of an HPV6/11/16/18 L1 virus-like particle vaccine on progression to cervical intraepithelial. Int J Cancer. 2011; 129: 2632-42.
2) Castellsagué X, et al. End-of-study safety, immunogenicity, and efficacy of quadrivalent HPV (types 6, 11, 16, 18) recombinant vaccine in adult women 24-45 years of age. BJC. 2011; 28: 28-37.
3) Olsson SE, et al. Evaluation of quadrivalent HPV 6/11/16/18 vaccine efficacy against cervical and anogenital disease in subjects with serological evidence of prior vaccine type HPV infection. Human vaccine. 2009; 5: 696-704.

学会発表
4) Huh W, et al. IGCS 2010. Prague, Czech.
5) Huh W, et al. SGO Annual Meeting 2010. San Francisco, CA
6) Garland S, et al. EUROGIN 2011, Lisbon, Portuguese

〈今野　良〉

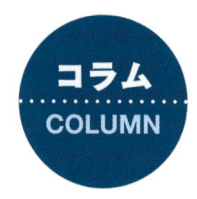

コラム COLUMN　コッホの4原則

　病気の原因探究の指針にコッホの4原則がある．それは，①ある一定の病気には一定の微生物が検出されること，②その微生物を分離できること，③その分離した微生物を動物に感染させて同じ病気を起こさせるができること，④そしてその病巣部から同じ微生物が分離されることである．この原則は，ロベルト・コッホ（1843-1910）がゲッティンゲン大学・組織学教授ヤコブ・ヘレンが示した3原則に4番目の原則を付け加えたものである．コッホ自らが，炭疽菌の分離に成功し，動物に接種し炭疽病を起こさせ，その病巣から再び炭疽菌を分離し，病気が病原体で生じることを実証し，病原体の同定法として確立した．実験的実証医学の夜明けである．その後，この原則に基づいて多くの研究がなされ多くの病原体が発見され，近代医学は急激な進歩を遂げてきた．彼の研究室には世界中から多くの研究者が集まり，ドイツ医学が世界の中枢となった．ガフキー（腸チフス菌の発見），北里柴三郎（ペスト菌の発見），レフラー（ジフテリア菌，口蹄疫ウイルスの発見），エールリッヒ（化学療法の開祖），ベーリング（抗体療法の開祖）などが彼の直弟子である．

　子宮頸癌の原因究明に関して，1983年，ツア・ハウゼン教授の頸癌組織におけるHPV16型の検出以来，コッホの4原則を満たすべく研究が進められてきた．①HPVが大多数の頸癌組織から検出できる．②ウイルスとして分離できる．③動物に単純にHPVを感染させても子宮頸癌は生じない．しかし，動物細胞培養系実験は，HPV遺伝子蛋白，特にE6/E7は細胞増殖促進に作動し，癌形質を獲得させることを明らかにした．一方で，ヒトの初代細胞培養系ではHPV蛋白は細胞を癌化するには至らないことも明らかとなった．癌化へ最初のステップである細胞不死化にはHPV-E6/E7に加えてテロメラーゼの活性化が必要である．癌形質獲得にはさらに宿主細胞側の遺伝子変異が必要であることが明らかとなってきた．すなわち，子宮頸癌発生にはHPV感染に加えて宿主側の遺伝子因子が必要である事実を示した．これは，20世紀後半から勃興した分子生物学はコッホの4原則に新たに5番目の原則，宿主側の要因，を付け加えたことになる．

　最近の医療ではこの第5の項目が重要性を増している．宿主免疫応答や物質/分子の代謝系にも遺伝子多型による個体差があることが明らかとなってきた．現在，薬剤の有効性評価には臨床試験は欠かせないものとなっている．臨床的実証医学の勃興である．今世界でHPVワクチン接種が開始されているが，ワクチン接種による子宮頸癌の発生予防効果に関して今後の臨床現場で検証してゆく必要がある．将来我々産婦人科医にその実証が求められるであろう．

〈井上正樹〉

索 引

あ行

アンプリコア®HPV	44
円錐切除	54

か行

ガーダシル®	112
化学放射線同時併用療法	105
キャッチアップ接種	122
機会検診	23
クリニチップ®HPV	44
検診車	26
コールドナイフ	76, 83
コッホの4原則	126
コルポスコピー	26, 58
異常所見	61
所見分類	61
広汎子宮全摘術	103
根治的放射線療法	104

さ行

サーバリックス®	112
細胞採取	41
細胞診	20, 28
分類	30
細胞診・HPV検査併用検診	47, 54
子宮傍組織浸潤	95
子宮頸癌	126
Ia期の治療	100
Ib1・IIa1期の治療	101
Ib2・IIa2期の治療	101
IVb期，再発癌の治療	106
局所的進行癌の治療	101
死亡率	17
治療	100
子宮頸がん検診	
受診率	16
精度	20
歴史	15
子宮頸がん予防ワクチン	54
子宮頸部腺癌	13
施設検診	27
自助組織	110
失神	125
腫瘍マーカー	97
周産期死亡	87
集団検診	26
術後補助療法	105
中間リスク群	106
ハイリスク群	105
上皮内癌	54
上皮内腺癌の治療	102
神経内分泌腫瘍の治療	107
浸潤腺癌の治療	102
新FIGO分類	93
生検	58
性機能障害	110
性教育	120
腺癌の治療	102
組織型分類	93

た行

対策型検診	23
腟鏡	59
腟壁浸潤	94
低体重出生児	87
凍結療法	76

な行

2価HPVワクチン	113
日母分類	28
日母方式	27
妊娠中の子宮頸癌	107
妊娠転機	109
妊婦検診	98
妊孕性温存術式	108

は行

発癌過程	2
ピアサポート	110
標本不適正	73
不妊	86
ベセスダシステム	73
ベセスダシステム2001	20, 28
扁平円柱上皮境界	41
扁平上皮化生	60
扁平上皮癌	26

や・ら行

4価HPVワクチン	113
卵巣温存	103
臨床的実証医学	126

A

ACS/ASCCP/ASCP	56
ablative technique	75
AIS（adenocarcinoma in situ）	11, 67
ASC-H	74
ASC-US	9, 44, 73
ASCCPのガイドライン	67

B

Buschke-Lowenstein giant condyloma	6

C

CIN（cervical intraepithelial neoplasia）	8, 67, 86, 87
治療	75
合併症	87
CIN 3の治療	100
CO_2レーザー蒸散	76

E

excisional technique	75

H

HeLa 細胞	13
high-grade CIN	9
HPV DNA	13
HPV DNA キアゲン HCII®	43
HPV DNA 検査	51
HPV 感染	1
既往	122
自然史	2
HPV 検査	21, 42
HPV ジェノタイピング	42
HPV ワクチン	15, 112
教育	121
筋肉内接種	・125
啓発	121
接種後の子宮頸がん検診	118
接種対象	114
接種率	120
HPV ワクチン接種	
成人女性	122
副反応	117, 125
HSIL（high-grade SIL）	9, 74
HSV（herpes simplex virus）	6

I

IFCPC 分類	58
in situ hybridization	13
IVF（in vitro fertilization）	86

L

LEEP（loop electrosurgical excision）	75, 80
low-grade CIN	9
LSIL（low-grade SIL）	9, 74

N

NHS national screening programme	65

O

opportunistic screening	23
organized screening	23

P

primary screening	66

S・T・U

SIL（squamous intraepithelial lesion）	9
squamo-columnar junction（SCJ）	41, 60
the call and recall system	65
USPSTF	56

知っておきたい
子宮頸がん診療ハンドブック　ⓒ

発　行	2012 年 4 月 20 日　　1 版 1 刷
	2012 年 10 月 20 日　　1 版 2 刷

編著者　今野　良

発行者　株式会社　中外医学社
　　　　代表取締役　青　木　　滋

〒 162-0805　東京都新宿区矢来町 62
　　電　話　03-3268-2701(代)
　　振替口座　00190-1-98814 番

印刷・製本／横山印刷(株)　　　　　〈MS・YI〉
ISBN978-4-498-06062-3　　　　Printed in Japan

JCOPY　〈(社)出版者著作権管理機構 委託出版物〉

本書の無断複写は著作権法上での例外を除き禁じられています．
複写される場合は，そのつど事前に，(社)出版者著作権管理機構
(電話 03-3513-6969, FAX 03-3513-6979, e-mail: info@jcopy.
or.jp) の許諾を得てください．